手术室护士实习手册

主　编　王筱君　熊　岩　郝雪梅
副主编　徐　欣　李　玮

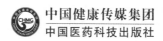

中国健康传媒集团

中国医药科技出版社

内 容 提 要

临床实习是护理教学的重要组成部分，是实习护士将所学理论应用到临床实践中，将理论知识转化为临床技能的一个重要环节。手术室作为临床实习的一个重要科室，与病房的护理工作有明显的区别，具有很强的专业性。本书主要介绍实习护士在手术室实习过程中需要学习掌握的手术室基础知识、手术室基础护理技术操作规程、手术室常用仪器设备的使用、手术室基础手术配合、手术室突发事件应急预案等内容。本书附有手术室护士培训习题及答案，以便护生自查，供护理学专业学习及使用。

图书在版编目（CIP）数据

手术室护士实习手册/王筱君，熊岩，郝雪梅主编 . —北京：中国医药科技出版社，2018.7

ISBN 978 – 7 – 5214 – 0218 – 6

Ⅰ. ①手… Ⅱ. ①王… ②熊… ③郝… Ⅲ. ①手术室 – 护理 – 手册

Ⅳ. ①R472. 3 – 62

中国版本图书馆 CIP 数据核字（2018）第 089567 号

美术编辑 陈君杞

版式设计 张 璐

出版 **中国健康传媒集团** | 中国医药科技出版社

地址 北京市海淀区文慧园北路甲 22 号

邮编 100082

电话 发行：010 – 62227427 邮购：010 – 62236938

网址 www. cmstp. com

规格 710 × 1000mm $^1/_{16}$

印张 10 $^3/_4$

字数 173 千字

版次 2018 年 7 月第 1 版

印次 2018 年 7 月第 1 次印刷

印刷 三河市百盛印装有限公司

经销 全国各地新华书店

书号 ISBN 978 – 7 – 5214 – 0218 – 6

定价 **39. 00 元**

编委会

前 言

　　手术室是外科诊治和抢救患者的重要场所，是医院的重要技术部门。手术室的人才培养、护理质量、技术水平、管理水平必须向规范化、科学化的目标迈进。随着手术科室医疗专业水平不断提高，尖端科技不断发展，高难度的手术不断开展，以及先进医疗设备不断引进和管理模式不断改革，对手术室护士的专业素质提出了更高的要求。

　　临床实习是护理教学的重要组成部分，是实习护士将所学理论应用到临床实践中，将理论知识转化为临床技能的一个重要环节。手术室作为临床实习的一个重要科室，与病房的护理工作有明显的区别，具有很强的专业性，在医院的护理教学工作中具有重要意义。实习护士作为手术参与者，提高其综合素质及手术配合水平，并对其进行系统的岗前培训已成为必然要求。

　　临床上，我们发现实习护士在校期间对手术室相关知识的学习很少，不能满足临床工作的需要，一部系统的手术室基础性临床教学书籍成为迫切需求。据此，作者结合临床实际，将适合实习护士学习的手术室基础理论、基本操作、基本技能等内容编撰成《手术室护士实习手册》。

编者

2018 年 6 月

目 录

第一章　手术室护理工作特点、现状与发展

第一节　手术室护理的工作范畴、特点

在外科学的发展进程中，伴随医学的进步与高科技的发展，手术室作为对患者集中进行手术治疗和诊断的一个特殊场所，也是医院内重要技术及仪器设备应用的重要部门，逐渐形成并发展为外科乃至医院中的一个重要科室。手术室的工作目标逐渐确立为最大限度地满足外科手术的需要，保证手术能够安全、高效和顺利地进行。

一、手术室护理的工作范畴

随着社会进步，外科技术发展，信息化、数字化建设，药品、医疗器材换代更新，新理论、新技术、新方法层出不穷，手术室护理和手术室护士职能也将随之发生、发展和变化。目前，综合性大型医院手术室已经逐步形成集临床（围术期护理、专科手术配合）、教学、科研、管理为一体的具有专科特色的手术室护理。手术室的护理范畴也越来越广，具体内容包括手术室基础护理、手术室感染与控制、手术物品供应与管理、手术质量安全管理、手术患者的围术期护理、手术室专科手术的配合与护理、手术室应急处理预案、手术室人力资源分层培训、手术室职业预防等。因此，手术室护士不仅应具有专业的业务能力，更要具有灵敏、主动、娴熟、稳重、谦和的心理素质以及健康的身体，才能保证手术的顺利进行。

二、手术室护理的工作特点

1. 适应性　手术室工作的特殊性，连续性，在工作中精神长期紧张，手术室护士要有一定的适应性、耐受力，克服职业紧张心理，在工作之余充分休息，调整心态，保持健康的身体以适应长期紧张的工作。

2. 紧张性　手术室工作节奏快，劳动强度大，术中配合需要高度集中注意

力，敏锐的观察力，以最好的状态面对每一台手术。手术时间的长短直接影响到患者术后的康复，手术室护士必须具有分秒必争，迅速准确，一丝不苟的工作作风。

3. 无菌性　无菌技术是手术室最基本和最重要的操作技术，它贯穿于手术室的一切工作之中。要求手术室护士熟练掌握手术室空气消毒，器械的物理、化学消毒灭菌方法，严格执行消毒隔离制度，控制术中感染。

4. 慎独性　"慎独"是指一个人独处的时候，也能够谨慎行事，坚持原则。在工作中表现为一种良好的职业道德，加强手术室护士的慎独精神是提高护士素质的前提，每位护士都应加强自身的素质修养，将慎独精神贯穿于工作中，最大限度地避免护理差错，提高护理质量。

5. 知识性　由于手术室涉及专业多，知识面广，技术性强，手术室护士要刻苦学习不断进取，深化自身知识内涵，拓宽护理知识面，注重自我提高，养成终身学习习惯并具有学习能力和服务意识。

6. 被动性　手术室护理工作由于时间不确定，具有很强的被动性，经常不能正常上、下班。

7. 协作性　手术专科配合分工越来越细致，需要一个团队的团结协作精神，手术室护理工作的被动性非常需要每一位护士的协作意识。

8. 奉献性　手术室工作量大，风险性高，下班时间不固定，在工作中要有奉献精神，牢记救死扶伤，实行人道主义精神，全心全意为人民服务，提高自身的思想道德素质，做到诚实、严谨、果断、奉献。

9. 风险性　手术室护理工作具有护理差错事故风险高、职业暴露风险高的特点，属于高风险职业。

（刘薇薇　郝雪梅）

第二节　手术室护理的现状、发展

一、手术室护理发展史

（一）手术室的历史沿革

现代的手术室源于16世纪的意大利和法国，在这之前的医学历史上很少有提到手术室。最早建立的永久性手术室是个圆形剧场，这个圆形剧场并不是为活着的人做手术，而是为了尸体解剖。实际上，在这样的情况下手术室也很难有新的发展，主要是为了建立一个更加安静的工作环境。经过近百年的努力，手术室逐步向满足外科手术需要的所有功能方向发展，并最大限度地接近无菌环境，减少切口感染，为医护人员创造最有利的、舒适的、安全的工作环境。

外科手术的历史可以追溯到遥远的新石器时代，一个世纪以前的手术并不是在固定的地方，而是在患者家中或者病房，也可以在医生诊所中。1830 年，外科手术多用于处理新鲜的伤口、骨折、脓肿或某些紧急的情况，如气管阻塞或绞窄性疝气。到 19 世纪随着麻醉学诞生，1846 年，美国麻省总医院（Massachusetts General Hospital）的一位牙科医生 William Morton 演示了首例在乙醚麻醉下实施无痛拔牙手术，地点选在图书馆的阶梯教室里，由此揭开了手术室发展史的序幕。麻醉技术的发展推动了手术学的建立，产生了手术室。在 1864 年，Willard Parker 做第一例阑尾切除术前，还没有胆囊、肝脏、脾脏和肾脏的手术。甚至到 19 世纪 80 年代，切除各种表皮囊肿的手术仍然被认为是大手术。随着解剖学的建立和发展，以及外科技术的提高，外科医生萌生了更多手术的愿望，越来越多的手术在圆形剧场实施，并提高了外科医生的声望。外科用的圆形剧场也被建造地更大并日渐华丽，通常它们被建立在邻近公共地区和市场的地方，外科手术也变成了一种公开的活动，通过媒体吸引更多的观众，并在看台前传播他们的影响力。与现代手术室相比，传统的手术室是外科教授的个人领域，是传授外科技术的地方，传统手术室的共同特点是一个玻璃聚光灯、木质的地板和墙，一个小小的手术空间，周围挤放着观众席的种种设施，其中包括集体看台。当时手术室的价值主要在于其规模，它能够容纳观众的数量。

1885 年，德国人 Gustav Neuber 设计并建造了第一个消毒灭菌的手术室。他大胆地引进了一个新的概念——感染控制，Gustav Neuber 认为手术的区域也属于防止感染的范围。1883 年，他在医院的 3 个手术间轮流手术，但都缺少适当的隔离来预防感染。1885 年，他在德国的 Kiel 建立了一个小型私人医院，其中包括他设计的拥有 5 个房间的手术室。每一个房间都有其专门用途，一个房间专门用来清洗，另一个房间用来处理污物，其他 3 个房间是手术室。观众只被允许进入最大一个手术间，该手术间是用于教学的圆形剧场形式。疼痛、出血、和感染是限制手术发展的三个主要障碍，在 19 世纪后期，这三个问题都因麻醉术和无菌技术的发展而解决，从而使精细的手术和止血方法可以实施。这标志着外科圆形剧场不再作为一个公共表演的地方。由于 Neuber 100 年前的努力木质的剧场式手术室已被弃用，更安全的手术室套间经过一个世纪的转变沿用至今。

随着社会的进步、科技的发展外科学得到了飞速的发展，手术室建设取得了令人瞩目的进步，手术间也在不断地改进。

1. 第一代手术室　又称为创世纪简易型手术室。手术都是在自然环境下进行，地方不固定如在患者家中或病房，还有在医生诊所，没有采取防止空气污染和接触污染的设施，手术感染率高。随着医学的进步，1886 年细菌的发现、蒸汽灭菌法的诞生，1887 年洗手法的建立，1890 年灭菌橡胶手套的使用，1897 年口罩的使用，1898 年灭菌手术衣的使用，推动了手术室的发展，使患者和医护人员得到双向保护。简易型手术室具备的基本要素已逐步形成。

2. 第二代手术室　又称分散型手术室。是专门建造、非封闭建筑的手术室，有供暖、通风设施，使用消毒灭菌技术，手术感染率明显下降。1937 年，在法国巴黎召开的万国博览会上，现代模式的手术室正式创立。

3. 第三代手术室　又称集中型手术室。具有建筑分区保护、密闭的空调手术室，术后感染率在药物的控制下稳步下降。20 世纪中期，伴随病房的集中化，也出现了集中型手术室。1955 年日本东京大学集中型中心手术部正式开设，揭开了日本集中型手术室的帷幕，1963 年中央供应型手术室平面布局在美国诞生，1966 年世界上第一间层流洁净手术室在美国的巴顿纪念医院设立，1969 年英国卫生部推荐的手术室平面布局，就是今天被广泛使用的污物回收型布局的雏形。

4. 第四代手术室　又称洁净手术室。随着外科学和科学技术的飞速发展，提供了一个崭新的医疗环境，开始步入新的手术时代。高效过滤器出现，室内装修布局更加合理，手术洁净度提高，对患者及医护人员实施安全有效的防护，逐步成为理想中的手术室。

医学领域中手术室建设的着眼点已从专注手术室建筑设计投向更加广阔的空间。无论手术室怎么改变，最基本的是对医护人员以及患者实施安全有效的保护，为手术创造一个安全、洁净的环境。现在医院临床中一次性用品越来越多，空气净化系统的进步，手术室设备的更新，让我们相信未来手术室的发展方向会让患者与医务人员完全隔离开，通过一些透明的障碍物或使用更多的光纤设备来实现。

（二）手术室护理的发展

1. 手术室护理发展进程　手术室护理是具有悠久历史的专业，外科护理伴随战争由来已久。古代，受伤的伤员通常由他们的家人及亲属、宗教团体的修女来照顾，直到 19 世纪 90 年代，手术室护理才作为一个独立的学科从外科护理中发展出来，1901 年第一位手术室护士被任命。

（1）早期可以追溯到 1875 年，位于美国巴尔的摩的约翰霍普金斯大学开始向护士讲授"手术中外科器械的准备"。这个时期，护士在手术室扮演的角色是默默地准备提供所需物品，然后站在那里观看手术。

（2）1887 - 1888 年这个时期，手术室还没有固定的护士，手术工具和仪器还是由住院医生或仪器专管员负责管理。手术配合的护士往往是由陪同患者进入手术室的病房护士协助完成，手术结束后又随着患者回到病房。此时护士最重要的职责是负责将浸在冰水或苯酚中的海绵拧干传递给医生。

（3）随着外科内容的不断丰富，护士也陆续开始承担更多的角色，例如将手术器具拿给医生使用、在床单下铺上防水的布或橡胶单、将毛巾盖在手术器具上以免患者看到、按医生的习惯整理手术台和衣柜，准备一个枕头固定肢体，准备术中各种要用的物品等。19 世纪中后期，护士更被期望为手术穿针引线，尤其是一些重要的外科病例和手术，要求她们必须向资深的护士或工作人员学习，甚至可以从医生那里得到重要信息。至此，手术室护士的雏形开始显现。

（4）19 世纪晚期，美国麻省总医院附属的波士顿训练学校让护理学生参观手术室，并将刷手等无菌技术设立为护理学生的护理教程。

（5）1888 年约翰霍普金斯医院的护理部主任 Isabel 和外科护士 Caroline 创建了手术室护理学科，1890 年毕业的护士开始手术室工作。

（6）1894 年约翰霍普金斯医院外科医生 Hunter Robb 认识到手术配合的重要性，首次提出"手术团队"概念，确认团队中由资深护士担任刷手角色，年轻护士或学生担任巡回护士。

（7）1896 年，Dr. Gerster 提出改变外科工具的处理方法，并建议为护士提供更好的培训，使她们能够为手术提供最大程度的帮助。1901 年第一位手术室护士被任命。

（8）1910 年，美国护士协会（American Newspaper Association，ANA）提出巡回护士需要由有经验的护士来担任，器械护士是以技术为主导。

（9）1985 年，国际手术室护士协会（Association of Operating Room Nurse，AORN）重新定义手术室全期护理，确定手术室护理服务，通过手术前期、手术中期、手术后期针对患者存在的健康问题和需求，对其进行专业性及持续性的护理活动，准确地反映出手术室全期护理的目的和范围。

这些对于手术室护理来说具有划时代的意义，它标志着手术室护理正式成为一门独立学科，标志着手术室护士正式成为手术团队的专业技术人员，也标志着手术室工作任务和服务范围进入了一个新的开端。

2. 国内手术室护理发展史

（1）手术室护理专业组织和机构　中华护理学会于1909年8月在江西牯岭成立，1937年在南京建成永久会所，1952年定址北京。新中国成立后改革开放20年来，学会组织不断发展壮大，根据学科发展逐步成立了各类工作和专业委员会。

中华护理学会手术室专业委员会（CORN）于1997年在北京正式成立，并在省、自治区、直辖市普遍设有地（市）、县分会，建立直接的业务指导关系。中华护理学会手术室专业委员会成立20年中，通过每年的学术会议交流，逐步向国内手术室护理专业人员介绍手术室全期的护理概念、管理经验及手术患者的安全问题等方面的知识，为手术室专业护理人员提供了有益的指引。

（2）国内手术室护理的发展　手术室护理与外科学的发展是紧密联系在一起的。现代外科学发展日新月异，也促进了手术室的快速发展，手术室护理模式的发展主要经历了以下几个阶段。①以疾病为中心的手术室护理模式：主要是以完成手术任务为中心，主要任务是熟悉手术医生的手术方式和手术步骤，熟练配合手术。②以患者为中心的手术室护理模式：主要是根据患者的需要，提供最佳的手术期护理，确保患者在手术期间得到最好的护理。③以人的健康为中心的手术室护理模式：主要是实施手术室安全期护理，包括手术前期的访视护理、手术中对于患者的安全护理及对医生配合的护理、手术后期患者对于护理的效果反馈。

（3）手术室专科护士的培养　随着外科学的不断发展和创新，手术室护理专业也相继不断发展和完善，对于手术室护士的整体素质和专业水平要求也越来越高，促使手术室护士在角色上有所转变。主要是由手术室全科护士转变为手术室专科护士，专科护士是指在某一特殊或者专门的护理领域具有较高专业水平和专长的临床护士。我国于2000年以后引入临床护理专家和专科护士概念，并在个别领域开展了专科护士培养的相关探索和研究，针对不同阶段的学者进行专科教育也将此培养教育机制引入手术室，培养和造就了一批优秀的手术室专业人才，促进了手术室学科的全面发展。

二、手术室护理现状

医学从出现至今，一直与先进的科学技术紧密相连。全世界护理进入了一个加速专业化发展的阶段，手术室作为重要部门，手术室护理也有了很大发展，不仅护士职能作用走向专业化，护理学科的技术知识也向更先进、复杂、高级化发展。

（一）手术患者的围术期护理

手术室围术期护理又称手术室全期护理，主要是针对患者在手术前期、手术中期、手术后期三个阶段的临床护理。目前，我国国内手术室围术期的重要职责是术前访视患者，全面评估患者的身心健康，采取措施使患者具备耐受手术的良好身心状态；术中运用所学的专业知识和技能，正确摆放手术体位，积极主动配合医生术中操作，及时提供术中所需物品和仪器设备，密切观察患者病情，及时发现意外情况，防止并发症的发生，保障患者安全和手术顺利的进行；术后主要维持患者各系统的生理功能，减轻疼痛和不适，预防术后并发症，实施出院计划。及时回访患者并了解患者对手术室的建设性意见和建议，以改进手术室护理工作，提高护理质量。

（二）专科护士培训现状

手术室专科护士（Clinical nurse specialist，CNS）是为提高临床专科护理质量，适应专科护理学发展应运而生的。护理专业化已成为护理实践发展的方向和策略。现阶段我国手术室护理专业化的发展状况，由于手术室护理人员的缺乏、手术室专科护士培训的周期较长等原因，影响了手术室护理专科化的发展；但由于外科手术越来越细化，又必须专业化，在这双重因素影响下，产生了手术室现在的相对专业化局面。因此，手术室护理专科化的培训和发展任重道远。

（三）麻醉护理

麻醉护士在国外已经十分成熟，全称为认证注册护理麻醉师（CRNA）是指有硕士学位以上的麻醉专业注册护士并获国家护理麻醉师认证，专门实施及管理麻醉的注册护士。在我国，麻醉护理处于起步阶段，近年来也在不断扩展，麻醉护士培训上岗，接受麻醉专科教育也逐渐纳入日程。

目前我国麻醉科护士的工作职责未能体现麻醉护理的专科性，其工作缺乏约束监管，也缺乏法律保护，不利于麻醉专科护士对工作的认同，更容易对麻醉工作质量和安全造成隐患，也不利于麻醉护理专业和麻醉专科护士的可持续发展。麻醉护士的主要职责是在麻醉恢复室协助麻醉医生苏醒和看护患者，对手术的周转率有很大帮助。目前国内多数医院麻醉护士身兼数职，是一个多元化的角色，而更多的麻醉护士是由手术室护士担任。

三、手术室护理发展趋势

由于手术室护理在外科治疗中的独特作用，各种新技术和新方法均最先集结于手术室，这对手术室护理的工作也带来了机遇和挑战。手术室护理也经历了一个从无到有、从小到大、从单一到全面的发展过程，在发展过程中手术室护理已逐渐形成一套独特的护理体系，为患者提供优质的护理服务。

（一）手术室护理的专科化发展

手术室护理实施专科化是发展的必然趋势，随着科技的发展、医疗体制的改革及优质护理服务的推广，提倡为患者提供整体护理服务。这就要求我们要进一步加强专业建设，深化护理管理。对于手术室护理来说，加强手术室护士的专科化培养与教育，提高护理队伍的专科水平，是改善和提高护理服务质量的重要方法。

（二）麻醉护士的发展

近年来，麻醉专科护理已成为医学发展必不可少的专业，国内外各类医院都设有准备室和麻醉恢复室（PACU），目的是确保手术患者的安全，由麻醉护士负责麻醉前的准备工作并和麻醉师共同实施麻醉，然后将患者送到手术间，加快手术周转率。麻醉科护士也成为医疗服务活动中不可或缺的角色。目前我国麻醉科护士严重短缺，学历及技术职称偏低。

（三）手术室的发展

现在我们处在一个科技先进的信息化时代，而在我们的医学领域中也体现了科技的先进，在手术室发展中出现了一个新的模式——数字化一体化手术间。数字化手术间实现了信息的开放和流通，在影像学的信息指导下，医生可以实时、便捷的获取大量与患者相关的重要信息，大大提高手术效率和成功率，也为患者带来快捷安全的治疗方案。我们也将与国内外手术室护理工作者不断交流，让手术室护理有更加宽阔的发展天地。

（刘薇薇　郝雪梅）

第二章 手术室的基础知识

第一节 基础消毒隔离知识

清洁、消毒、灭菌是预防和控制医院感染的一个重要环节。清洁是将污染物上的微生物的数量降到安全水平以下的一种方法；消毒是杀灭或清除传播媒介上除芽孢以外的所有病原微生物，使其达到无害化的处理；灭菌是杀灭或清除传播媒介上一切微生物的处理。科学规范地应用消毒与灭菌技术，是最有效、最根本、最彻底的预防医院感染的措施。

常用的消毒灭菌方法分为物理消毒灭菌法、化学消毒灭菌法和生物消毒灭菌法三类，其中主要以前两者最为常用。

一、物理消毒灭菌法

物理消毒灭菌法是利用热力或光照等物理作用，使微生物的蛋白质及酶发生变性或凝固，以达到消毒灭菌目的的方法。可分为干热消毒灭菌法和湿热消毒灭菌法。湿热消毒灭菌常用的方法有煮沸消毒法和压力蒸汽灭菌法。压力蒸汽灭菌法是目前医院应用最多的灭菌方法，效果可靠。

（1）压力蒸汽灭菌法　适用于耐高温、耐高湿的医疗器械和物品的灭菌（如手术器械、布类敷料等）。

（2）干热灭菌　通常适用于高温条件下，不易损坏、不易变质、不蒸发物品和不耐湿热器械的灭菌，也可适用于蒸汽或气体不能穿透的物品如玻璃、油脂、粉剂和金属等制品的灭菌。

二、化学消毒灭菌法

化学消毒灭菌法是利用化学药物渗透至细菌体内，使菌体蛋白凝固变性，或干扰细菌酶的活性，抑制细菌代谢和生长，破坏细菌细胞膜结构改变其渗透性，破坏其生理功能，以达到消毒灭菌目的的方法及过程。可分为化学气体灭菌法和化学药液浸泡法。

（1）化学气体灭菌法 适用于不耐高温、湿热的医疗材料的灭菌，如电子仪器、光学仪器、内镜及其专用器械、心导管、导尿管等其他橡胶制品。目前主要采用环氧乙烷气体法、过氧化氢等离子低温法、低温甲醛蒸汽法。

其灭菌原理及适用范围：①环氧乙烷气体灭菌：环氧乙烷气体杀菌力强，杀菌谱广，可杀灭各种微生物包括细菌芽孢，低温下为无色液体，气体的穿透力很强；适用于大多数不宜用一般方法灭菌的物品，如电子仪器、医疗器械、纸类物品、化纤、塑料制品和一次性使用的诊疗物品等。是目前最主要的低温灭菌方法之一。②过氧化氢等离子低温灭菌法：灭菌锅利用电磁波将双氧水分子切割分离产生带电粒子与细菌的酶、核酸、蛋白质结合，破坏其新城代谢，从而达到灭菌的效果。不能用于油、纸、木、水、粉、布类物品的灭菌。③低温甲醛蒸汽灭菌法：甲醛是一种灭菌剂，对所有的微生物都有杀灭作用，包括细菌繁殖体、芽孢、真菌和病毒。适用于对湿、热敏感、不易腐蚀的医疗用品的灭菌。注意应采用取得卫生部消毒产品卫生许可批件的低温甲醛蒸汽灭菌器，并使用专用灭菌溶液进行灭菌，不应采用自然挥发或熏蒸的灭菌方法。

（2）化学药液浸泡法 锐利的手术器械、内镜等还可以采用此方法达到消毒的目的。常用2%中性戊二醛作为浸泡液，30分钟达到消毒效果，灭菌时间为10小时。

三、手术室常见的化学消毒剂

（1）碘伏 碘伏为碘与表面活性剂的不定型结合物，属中效消毒剂，呈棕褐色。当接触到皮肤或黏膜时，能逐渐分解缓缓释放出碘而起到消毒剂杀灭微生物的作用。可杀灭各种细菌繁殖体、真菌和部分病毒。在临床上用于手术部位的皮肤消毒和黏膜、创口及体腔等局部消毒等。碘伏需避光保存，对碘过敏者禁用。

（2）碘酊 碘酊又名碘酒，是碘和碘化钾的乙醇溶液，属中效消毒剂，呈棕褐色。本品能氧化病原体胞质蛋白的活性基因，并能与蛋白质结合，使其变性沉淀，对各种细菌繁殖体、真菌和部分病毒有杀灭作用。碘酊浓度一般为2%，主要应用于手术部位的皮肤消毒，消毒后须用75%乙醇溶液将残留碘剂擦净。应避光保存，高浓度的碘酊能引起皮肤灼伤，禁止用于会阴、肛门、眼、口腔等部位的消毒。禁用于供皮区及新生儿皮肤消毒。

（3）乙醇 又名酒精，有效浓度为75%和95%，为无色透明液体，味炽烈，易挥发、易燃烧。75%的乙醇为最常用的皮肤消毒剂，属中效消毒剂，作用迅速，能杀灭细菌繁殖体、真菌及多数病毒，但不能杀灭芽孢。能使菌体蛋白质脱水、凝固而致细菌死亡。对酒精过敏者禁用，一般不用于黏膜和创面消毒。

（4）戊二醛 为淡黄色油状液体，具醛味，溶于水或乙醇，属高效消毒剂，可杀灭各种细菌繁殖体与芽孢、真菌以及病毒。有效浓度为2%，作用时间为消毒20~45分钟、灭菌10小时。戊二醛依靠醛基作用于微生物氢硫基、羟基和氨基使其烷基化，改变了微生物蛋白合成而致其死亡。常用于金属器械、内镜、橡胶和塑料制品的浸泡消毒。用戊二醛消毒过的物品使用前应用无菌生理盐水反复冲洗。注意戊二醛对人有毒性，应在通风良好的环境中使用。

（王 亚 高 蕊）

第二节 手术室常用物品

手术室常用物品有手术器械、医用缝合线、医用缝合针、敷料，这些都是外科手术中必备的物品。

一、常见手术器械

常见手术器械包括基础器械和特殊器械两大类。

（一）基础器械

1. 切割类器械

（1）手术刀 由刀柄和刀片组成，可分为拆卸手术刀和固定手术刀。常用的手术刀柄有3、4、7号，4号刀柄可配22、23号大圆刀片；3、7号刀柄可配10号小圆刀片、11号尖刀片、12号镰状刀片、15号乳头刀片。固定手术刀较少用，主要为截肢刀（图2-1~图2-3）。

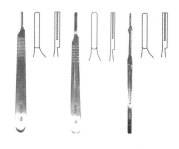

图2-1 刀柄

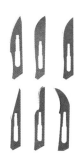

图2-2 刀片

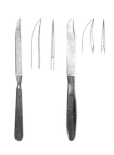

图2-3 固定手术刀

（2）**手术剪**　根据剪切对象不同可分为组织剪、精细剪、特快型组织剪、线剪、骨剪、钢丝剪等，各类手术剪又有长、短、直、弯、尖、钝、薄刃、厚刃之分（图2-4~图2-11）。通常手术人员习惯根据其用途来命名，如子宫剪、眼科剪、扁桃体剪、鼻甲剪、肋骨剪等。使用时根据所剪组织特点进行选择，如游离剪开深部组织用长弯剪，分离精细组织用薄刃、尖弯剪，剪断韧带或较多组织时用厚刃、钝弯剪，剪线用线剪，剪断骨组织用骨剪，剪裁钢丝、克氏针等钢制材料用钢丝剪。使用剪刀时，注意专剪专用，以免损伤手术剪的刃口，影响其锋利度。

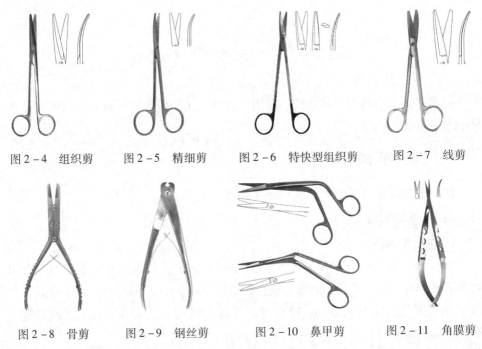

图2-4　组织剪　　图2-5　精细剪　　图2-6　特快型组织剪　　图2-7　线剪

图2-8　骨剪　　图2-9　钢丝剪　　图2-10　鼻甲剪　　图2-11　角膜剪

2. 抓取、夹持类器械

（1）**手术镊**　分为损伤、无损伤两大类。根据形状、用途对其命名，如有齿镊、无齿镊、枪状镊、眼科镊、显微镊、血管镊等（图2-12~图2-17）。手术镊主要用于手术中局部组织的提拉、暴露，协助分离和缝合操作。有齿镊对组织损伤较大，主要用于夹持较硬的组织，如皮肤、瘢痕等。无损伤镊用途广泛，用于夹持各种组织及脏器。精细、尖镊对组织损伤较轻，多用于血管外科、神经外科和整形外科等手术。

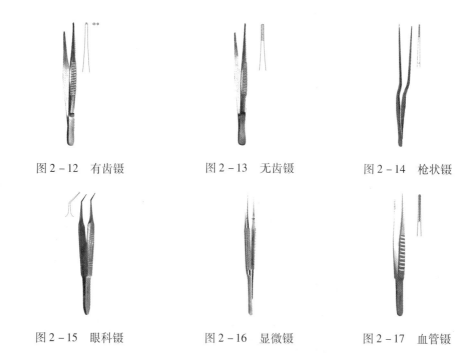

图 2 – 12　有齿镊　　　　　图 2 – 13　无齿镊　　　　　图 2 – 14　枪状镊

图 2 – 15　眼科镊　　　　　图 2 – 16　显微镊　　　　　图 2 – 17　血管镊

（2）血管钳　又叫止血钳，有直、弯、长、短之分。用于术中止血和分离组织，也可用于协助缝合、夹持敷料（图 2 – 18 ~ 图 2 – 21）。

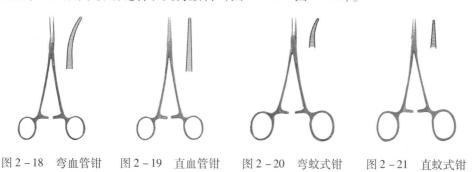

图 2 – 18　弯血管钳　　图 2 – 19　直血管钳　　图 2 – 20　弯蚊式钳　　图 2 – 21　直蚊式钳

（3）持针器　持针器的头端有粗、细之分，用于夹持粗细不同的缝针。持针器可分为直头、弯头两种，通常使用直头，弯头用于缝合特殊部位（如心脏、肾门等），以适应缝合的不同角度。显微持针器的弹簧臂可以夹持精细的缝针又不损伤缝针（图 2 – 22 ~ 图 2 – 25）。

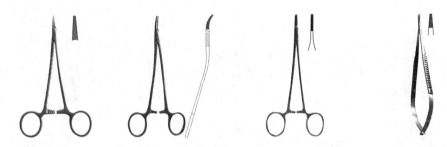

图2-22　直持针器　图2-23　弯持针器　图2-24　无损伤直持针器　图2-25　显微持针器

（4）其他钳类

①卵圆钳：有齿卵圆钳主要用于钳夹敷料，无齿卵圆钳用于提拉食管、肠道等（图2-26～图2-29）。

②布巾钳：建立无菌屏障时固定无菌巾（图2-30）。

③组织钳：按其前端齿的深浅分为有损伤组织钳和无损伤组织钳。齿深的为有损伤组织钳，钳夹稳固有力，用于夹持组织和皮瓣；浅齿的为无损伤组织钳，相较于深齿组织钳对组织的损伤较小（图2-31）。

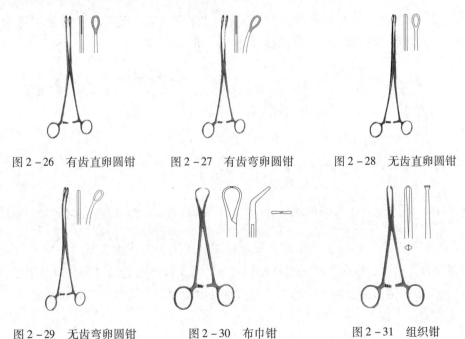

图2-26　有齿直卵圆钳　　　图2-27　有齿弯卵圆钳　　　图2-28　无齿直卵圆钳

图2-29　无齿弯卵圆钳　　　图2-30　布巾钳　　　图2-31　组织钳

④带芽血管钳：尖端增加鼠齿设计，以增加抓取力度，多用于夹持坚韧致密的组织和阻断胃肠道（图2-32、图2-33）。

⑤肠钳：用于夹持肠管，齿槽薄、细，对组织压榨作用小，分直、弯两种。使用时于钳端外套胶管，使肠壁的损伤降至最低（图2-34）。

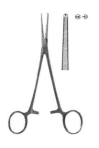

图2-32 带芽直血管钳

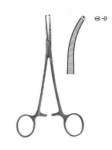

图2-33 带芽弯血管钳

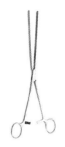

图2-34 肠钳

⑥胃钳：又称胃幽门钳，专用于夹持胃或结肠残端。轴为多关节，力量大、压榨力强，组织不易滑脱（图2-35）。

⑦肺叶钳：用于提夹、牵引肺叶，以显露手术野。前端呈三角形，齿槽为直纹，对组织损伤较轻（图2-36）。

⑧取石钳：用于取出胆囊、胆管、膀胱及输尿管等部位的结石（图2-37）。

⑨肾蒂钳：用于阻断肾蒂血流（图2-38）。

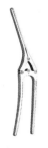

图2-35 胃钳

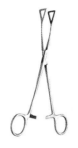

图2-36 肺叶钳

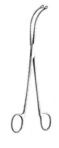

图2-37 取石钳

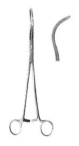

图2-38 肾蒂钳

⑩心耳钳：用于夹持心耳、肠道壁组织，持力大，对组织损伤小（图2-39）。

⑪异物钳：用于取拿各部位的异物及组织，如喉异物钳、气管异物钳、食道异物钳、鼻异物钳等（图2-40、图2-41）。

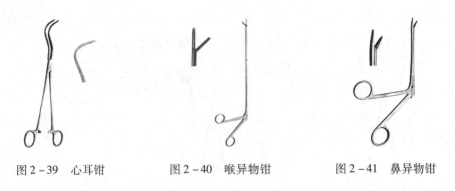

图 2-39　心耳钳　　　　图 2-40　喉异物钳　　　　图 2-41　鼻异物钳

3. 牵拉类器械

（1）拉钩　种类繁多，大小、形状不一。常用的有头皮拉钩、皮肤拉钩、甲状腺拉钩、阑尾拉钩、腹部拉钩（单头、双头）、S形拉钩、静脉拉钩、神经根拉钩、阴道拉钩等（图2-42～图2-48）。手术中根据不同部位和需求分别选用，牵开组织，暴露术野。

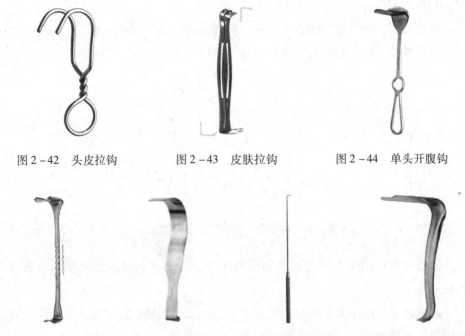

图 2-42　头皮拉钩　　　　图 2-43　皮肤拉钩　　　　图 2-44　单头开腹钩

图 2-45　双头开腹钩　　图 2-46　S形拉钩　　图 2-47　神经根拉钩　　图 2-48　阴道拉钩

（2）牵开器　有开睑器、开口器、乳突牵开器、胸腔撑开器、腹腔牵开器、阴道扩张器等（图2-49～图2-54）。用于扩开组织和脏器，暴露手术野，便于手术操作。

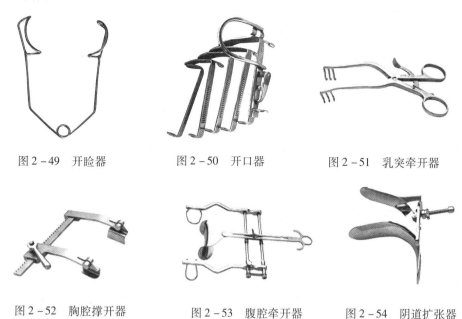

图 2 – 49　开睑器　　　　图 2 – 50　开口器　　　　图 2 – 51　乳突牵开器

图 2 – 52　胸腔撑开器　　　图 2 – 53　腹腔牵开器　　　图 2 – 54　阴道扩张器

4. 探查及扩张类器械　有胆道探子、尿道探子和各种探针，用于空腔、窦道探查及扩大腔隙等（图 2 – 55 ~ 图 2 – 58）。

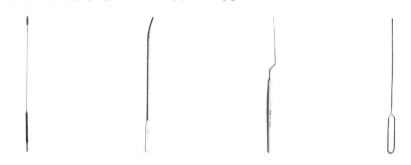

图 2 – 55　胆道探子　　图 2 – 56　尿道探子　　图 2 – 57　耳用探针　　图 2 – 58　子宫探针

5. 吸引类器械　手术室的吸引系统主要用于清理呼吸道和吸出手术野的血液、渗液及冲洗液，通过一次性无菌吸引管与吸引头相连。吸引头有不同长度、口径及调节孔，分直、弯两种（图 2 – 59 ~ 图 2 – 62）。

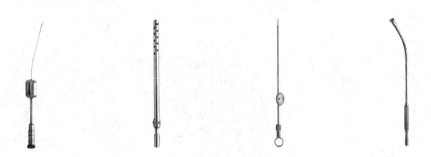

图 2－59　耳用吸引器　图 2－60　腹腔吸引器　图 2－61　骨吸引器　图 2－62　胸腔吸引器

（二）特殊器械

1. 专科器械　一些科室专用的手术器械，如骨科的骨凿、骨锤、咬骨钳，耳鼻喉的鼻息肉钳、鼻甲钳，口腔的拔牙钳等。

2. 腔镜器械　各种窥镜、穿刺组件、气腹针、分离钳、抓钳、电凝钩、电凝棒、吸引器、持针器等。

3. 缝合器、吻合器　各种缝合器、吻合器的工作原理与订书机相同，即向组织内击发植入两排相互交错的缝钉对组织进行双排交叉钉缝，缝合严密，防止渗漏。所有的缝钉由金属钛或钽制成，与手工缝合线相比，组织反应小。缝合器、吻合器有可复用和一次性两种，临床常用的可分为线型吻合器和环型吻合器。

（1）线型吻合器　可将组织进行直线型缝合，主要用于支气管、食管、胃、血管的残端的封闭。

（2）环型吻合器　根据需要选用直型、弯型、可曲型，主要用于食管、胃、肠等的端端吻合和端侧吻合。

（3）皮肤缝合器　用于皮肤缝合，配有拆钉器，待伤口愈合后拆除缝钉。

（4）腔镜专用缝合器　即各种腔内切割缝合器。这种缝合器既有缝钉又有刀片，在钉的同时刀片切断组织，完成缝合止血。

二、常用缝合线

外科缝合线的种类繁多，通常根据缝合线的编织方法、材质以及缝合线的特殊附加工艺进行分类。

（一）根据缝合线的加工方法分类

1. 单股纤维缝合线　结构简单，穿过组织的阻力比多股纤维缝合线小，并可减少可能引起伤口感染的细菌在缝合线上附着。但由于它的结构特性，缝合线的折叠或卷曲都可能会给缝合线造成缺口或薄弱点，可导致缝合线的断裂。

2. 多股纤维缝合线　是由数条或数股纤维扭织或编织而成。具有更好的扩张强度、柔韧性和弹性。其表面还可以加以涂层，减少对组织的损伤、增加操作特色，尤其适用于肠道手术。

（二）根据缝合线的材质分类

1. 可吸收性缝合线　是由健康哺乳动物的胶原或人工合成的多聚体制备而成。天然的可吸收性缝合线是通过人体内的酶的消化来降解缝合线纤维。而合成的可吸收性缝合线则是先通过水解作用，是水分逐渐渗透到缝线纤维内而引起多聚体链的分解，与天然的可吸收性缝合线相比，合成的可吸收性缝合线植入后的水解作用仅引起较轻的组织反应。

（1）天然可吸收性缝合线　外科羊肠线可分为普通肠线和铬制肠线。两者均由高度融化的胶原加工而成。外科肠线的吸收速率取决于线的类型、组织类型、组织状况以及患者的全身状态。外科肠线可用于感染的伤口缝合，但此时其吸收速率明显加快。

普通外科肠线：用羊肠或牛肠黏膜下层组织制作的易吸收缝合线。吸收快，术后抗张强度仅能维持 7 ~ 10 天，并在 70 天内被完全吸收，但组织对肠线的反应较大。多用于愈合较快的组织，如皮下组织、感染伤口等。一般常用于子宫、膀胱等黏膜层缝合。

铬制肠线：经铬盐溶液处理后制成，可对抗机体内各种酶的消化作用，减慢组织吸收的速度，使吸收时间延长到 90 天以上。

目前以上两种缝合线的使用愈来愈少，逐渐被更理想的人工合成的可吸收缝合线所取代。

纯天然胶原蛋白缝合线：纯天然胶原蛋白含量高，生产工艺不经化学成分参与，具备了胶原蛋白应有的吸收完全、抗拉强度高、生物相容性好、促进细胞生长等特性。根据线体粗细一般 8 ~ 50 天完全吸收，且吸收稳定可靠，无明显个体差异。

（2）合成可吸收性缝合线　采用现代化学技术制成的一种高分子线型材料，经抽线、涂层等工艺制成，具有表面光滑、吸收快、损伤小、组织反应小等特点。一般 60 ~ 90 天内吸收，吸收稳定，但由于有化学成分参与，吸收仍不完全。

涂层可吸收缝合线：是由丙交酯和乙交酯共聚物的混合剂加上硬脂酸钙所制成的多股编织可吸收缝合线。其优点为穿过组织流畅、打结平稳、定位准确，可用于感染伤口的缝合。缝合后第 14 天，涂层可吸收缝合线的抗张强度约保留

75%。缝合后第21天，6－0或更粗型号缝合线的抗张强度约保留50%，而7－0或更细缝合线则仅保留30%左右。约在30天丢失其张力强度的95%。缝合40天以内，缝合线几乎不被吸收，56～70天时则被吸收殆尽。涂料的吸收亦非常迅速，为56～70天，常用于肌肉筋膜的全层连续缝合、胆肠吻合及皮肤缝合。

快吸收缝合线：是由特殊处理的聚糖乳酸加上硬脂酸钙所制成，初始张力和同等规格丝线相同。缝合后5天抗张力强度约保留50%，14天时抗张力强度为0，42天内完全吸收。常用于会阴侧切缝合、口腔黏膜缝合及皮肤缝合。

2. 不可吸收性缝合线　不能被机体的酶类消化也不能被水解，是由金属的、人工合成的或有纤维通过扭织和编织等方法制成的单股或多股纤维的细丝所组成。

（1）丝线　由天然的单纤维蚕丝可用捻搓或编织两种工艺加工而成，其中以外科丝线操作性能最佳。

（2）合金缝合线　外科不锈钢缝合线的基本特性包括无毒、易弯、纤细等。单纤维和捻搓型多纤维两类缝合线都具有抗张强度大、组织反应低、打结便利等优点。只要缝合线不断裂，组织的抗张强度就极少改变。不锈钢缝合线可用于腹壁缝合、胸骨缝合、皮肤缝合、减张缝合，以及各种矫形外科和神经外科手术。

（3）合成的不可吸收缝合线

①尼龙缝合线：是一种化学合成的聚酰胺聚合物。由于其弹性较佳，特别适用于作减张缝合和皮肤缝合。在体内，尼龙缝合线每年以15%～20%的速度水解。单股尼龙缝合线有恢复其原来的直线状态的倾向（"记忆"特性），因此，与编织的尼龙缝合线相比，结扎时应多打几次结，以确保安全可靠。其中非常纤细的型号（9－0，10－0）染成黑色后常用于眼科和显微外科手术。

②聚酯纤维缝合线：是由未经处理的聚酯纤维紧密编织而成的多纤维缝线，较天然纤维更强韧，使用前湿化也不致削弱其强度，组织反应轻微。聚酯纤维缝合线是缝合人造血管的最佳材料。聚酯纤维缝合线能持久地保留在体内，提供精确而均匀的张力，极少破损，术后无须因刺激性而考虑去除缝合线残端。主要用于心血管外科，如血管吻合、人造血管或瓣膜的缝置等。聚酯缝合线也可与聚酯衬垫片配套使用，小垫片作为缝合线下面的支撑物能防止邻近脆弱组织的撕脱。小垫片常规用于瓣膜手术，在瓣膜环极度畸形、扭曲或遭破坏的情况下使用。

③聚丙烯缝合线：又名滑线，是一种线性羟基聚合物的立体异体结构，是一种特别惰性的单股缝合线。不易被组织酶类降解、削弱，抗张强度可在体内维持达两年之久。在组织内活性极弱，组织反应轻微，聚丙烯缝合线已广泛应用于普

外科、心血管外科、整形外科及眼科。这种缝合线生物学活性较弱，不易黏滞于组织，易于拆除。此种缝合线可用于污染和感染伤口，使后期窦道形成和缝合线排出得以减少到最低程度。

三、选择缝合线应考虑的因素

1. 患者情况 肥胖、身体衰弱、年龄较大、患有慢性疾病、营养不良等均会影响伤口的愈合时间，故此类患者通常选用不易吸收的缝合线。

2. 缝合部位 愈合较快的组织（如膀胱、胃肠等），常采用可吸收性缝合线。愈合较慢或有张力的组织（如皮肤、筋膜、肌膜等）常选用不可吸收性缝合线。

3. 其他因素 当组织有感染或可能被体液所污染时，尽可能选用单股可吸收线。心脏手术荷包缝合时，应选用光滑、单股、可脱针的医用涤纶编织缝合线，血管吻合选用聚丙烯缝合线，以减少创伤。

手术用缝合线都以单一的包装成品出售。缝合线不能用高温灭菌，因为潮湿及热度都会破坏缝合线的张力强度，破坏缝合线品质。所以，无菌包装线最好在确定使用时才拆封，拆开后未使用的缝合线不能灭菌处理再使用，以免损及张力强度，危害患者的生命安全。

四、常用缝合针

一般手术缝合针分针尖、针身、及针孔（针眼）。按针尖形状分圆形及三角形两种，按针身弯曲弧度分为弯形、半弯形及直形。各类缝合针属于精密器械。手术选用缝合针时，依身体组织、脏器及血管等的脆弱度，选用时必须注意针尖的锐利度及针眼的大小。选用时注意缝合针的弯曲弧度。三角形缝合针穿过组织时易撕裂组织，故多用在坚韧的结缔组织和皮肤。

手术缝合针的型号有 5×12、6×14、7×17、8×20、9×24、9×34、10×28、11×24 等。

选用以上各种型号的针时，应选用大小不同的持针器搭配，避免搭配不当造成针体弯曲或折断，从而影响手术进行。使用持针器夹持缝合针时应用持针器的上 1/3 夹持缝合针的后 1/3，针尖略向上倾斜 10°~15°。

五、常用手术敷料

手术室常用敷料有织物类手术敷料、棉纱类手术敷料以及一次性无菌敷料。

1. 织物类手术敷料 织物是指纱线或纤维纺织、编织和（或）其他制造方式制成的布。手术布类敷料应选用浅蓝或浅绿色为宜，质地以细柔、厚实的纯棉布为主。最常见的有中单、大包布、小手巾、大开口、洞巾、手术衣、洗手衣等。它是铺盖手术野四周皮肤的屏障材料，目的是杜绝或减少感染源向患者手术创面传播，防止术后创面感染。传统的布类是以未经漂白的纯棉布缝制而成，优点是布质细柔、舒适，价格便宜，可耐受反复多次的洗涤和灭菌处理；缺点是防湿性差，易被血、水浸透而达不到阻隔细菌及自我防护的目的。

2. 棉纱类手术敷料 棉纱类手术敷料是指手术台上使用的棉纱类小敷料，有显影纱布、不显影纱布、大纱巾、护皮巾、纱球、不叠纱等，品种繁多，使用量大，为一次性使用物品。

3. 一次性无菌敷料 一次性无菌敷料通常采用无纺布制作，有一次性手术衣、各种规格的一次性布巾。其具有一层结构紧密、能有效阻隔细菌渗透的天然木浆层，轻便、防湿、透气、无尘，可对手术患者和手术人员进行双向保护，但服帖性不如织物类。

（王　亚　李　玮）

第三节　常见手术体位

手术体位是暴露手术野，使手术顺利进行的重要措施。

一、手术体位摆放的原则

1. 在减少对患者生理功能影响的前提下，充分显露手术野，保护患者的隐私。

2. 保持人体正常的生理弯曲，维持各肢体、关节的生理功能体位，防止过度牵拉、扭曲及血管神经损伤；不过度牵拉肢体，防止神经、肌肉的损伤。

3. 保持患者的呼吸通畅、循环稳定。

4. 注意分散压力，防止局部长时间受压，保护患者皮肤完整性。保护受压部位，防止体位不当所致的并发症。

5. 妥善固定，松紧度适宜（以能容纳一指为宜），维持体位稳定，防止术中移位、坠床。

6. 体位摆放完成、变化、恢复时应进行复查，保证患者安全。

二、常见手术体位

1. 仰卧位　是将患者头部放于枕上，两臂置于身体两侧或自然伸开，两腿自然伸直的一种体位。根据手术部位及手术方式的不同摆放各种特殊的仰卧位，包括水平仰卧位、头（颈）后仰卧位、侧头仰卧位、头高脚低仰卧位、头低脚高仰卧位和人字分腿仰卧位等。特殊仰卧位都是在标准仰卧位的基础上演变而来的。

（1）水平仰卧位　适用于头颈部、颜面部、四肢、前胸壁及腹部手术。

（2）头（颈）后仰卧位　适用于甲状腺、气管切开、口腔、颈前入路等手术。

（3）侧头仰卧位　适用于乳突、腮腺、颌下腺等手术。

（4）头高脚低仰卧位　适用于上腹部手术，如腹腔镜下胆囊切除手术。

（5）头低脚高仰卧位　适用于下腹部手术，如腹腔镜下卵巢囊肿剥除术。

（6）人字分腿仰卧位　适用于腹腔镜下胃、肝脏、脾、胰等器官手术。

2. 侧卧位　是将患者向一侧自然侧卧，头部侧向健侧方向，双下肢自然屈曲，前后分开放置。双臂自然向前伸展，患者脊柱处于水平线上，保持生理弯曲的一种手术体位。在此基础上，根据手术部位及手术方式的不同，摆放各种特殊侧卧位。包括肾脏手术侧卧位、胸部手术侧卧位和半侧卧位。

（1）侧卧位　适用于肺叶切除手术以及颞部、食管、动脉导管、髋关节等部位的手术。

（2）肾脏手术侧卧位　适用于肾脏手术。

（3）半侧卧位　适用于二尖瓣分离手术及食管手术颈部吻合。

3. 俯卧位　是患者俯卧于床面，面部朝下、背部朝上、保证胸腹部最大范围不受压、双下肢自然屈曲的手术体位。适用于后颅凹、背部、脊柱后路入、盆腔后路、四肢背侧等手术。

4. 膀胱截石位　是患者仰卧，双腿放置于腿架上，臀部移至床边，最大限度的暴露会阴部，多用于肛肠手术和妇科手术。适用于肛门、会阴部及尿道等手术。

5. 半坐卧位　适用于鼻部及咽部手术，如鼻中隔矫正、鼻息肉摘除手术及局麻扁桃体手术等。

6. 沙滩椅体位　是采用将床的中 1/3 上抬与上 1/3 形成夹角使髋随之屈曲 90°～110°，床的中 1/3 与下 1/3 所形成地夹角，使膝屈曲 20°～30°，臀部处于卧位的最低点，有效的抵抗了术中对患者肩部的作用力，避免了半卧位中患者下滑的现象。适用于骨科肩部手术时便于复位、手术操作，肱骨外科颈骨折、肱骨干骨折、全肩关节假体置换术以及锁骨骨折复位内固定手术。

7. 膝胸卧位　患者两腿稍微分开，胸部、膝部和小腿面贴于床，大腿垂直于床，腹部与床面间自然形成空间的一种体位。适用于肛门、直肠、乙状结肠镜检查及治疗，也常用于妇产科矫正胎位或子宫后倾及促进产后子宫复原。

三、手术体位摆放的注意事项

手术体位安置总体注意事项为认真执行体位摆放原则。认真执行查对制度，摆放前再次查对手术部位，特别是左右侧手术。手术之前对患者进行准确的评估。麻醉后进行体位的摆放，摆放时麻醉医生应在场，并密切监测患者生命体征。手术体位由巡回护士和手术医生共同摆放。体位摆放过程中不过度暴露患者，并注意保暖。体位摆放时，动作应轻柔，避免拖、拉、拽等动作。根据患者病情，对受压部位采取防压疮的措施。体位完成后，应由术者证实其正确性。术后检查有无压伤，有无并发症，应认真记录并与病房详细交班。

术中压力性损伤是由压力、剪切力和摩擦力而导致皮肤、皮下组织和肌肉及骨骼的局限性损伤，常发生在骨隆突处。正常情况下，人长时间保持同一个姿势会感到疼痛或产生其他不是，从而不自主地改变体位。但部分患者由于意识丧失、感觉功能减弱或移动能力受损等原因而无法主动改变体位，则可能导致局部长时间受压而形成压力性损伤。因此，合理安置手术体位，首先应根据患者的情况及手术体位的要求选择适当的辅助工具，其次安置妥当的手术体位还必须妥善固定及加强手术观察，及时调整不当状况。不同体位下手术有不同的观察要点。制定护理计划需要有预见性，对可能发生的各种问题采取预防措施，并不断在实施过程中加以检查、评估、调整，才能使计划得到有效的实施。

（王　亚　李　玮）

第四节　麻醉的分类

麻醉是手术顺利实施与进展的前提，麻醉的原意是用药物或其他方法，使患者整个机体或机体的一部分暂时失去感觉，消除患者手术时的疼痛与不适，或减轻手术的不良反应，以达到无痛的目的。一般认为，麻醉时由于药物或其他方法产生的一种中枢神经系统和（或）周围神经系统的可逆性功能抑制，这种抑制的特点主要是感觉特别是痛觉丧失。简而言之，就是使患者术中镇静、肌肉松弛、无痛感、有利于术者操作顺利，保证手术安全。手术室护士不仅要在麻醉前、中、后做好准备及护理工作，而且要懂得麻醉基本知识、原理，要协助麻醉医生处理麻醉过程中出现的各种状况，要掌握临床麻醉基础技术，还要对麻醉工作有一个全面的认识，才能够在手术过程中与麻醉医生密切配合，这是保障患者安全的重要因素之一。

一、局部麻醉

局部麻醉是指用局部麻醉药暂时地阻断某些周围神经的传导功能，使受这些神经支配的相应区域产生麻醉作用。其特点是神经阻滞的可逆性，其优点在于简便易行，患者保持清醒，安全性大，并发症少，对患者的生理功能影响较小。常用的局部麻醉方法有表面麻醉、局部浸润麻醉、区域阻滞麻醉和神经阻滞麻醉。局部麻醉适用于较表浅和局限的中小型手术，或作为其他麻醉方法的辅助手段。

1. 表面麻醉　将穿透力强的局麻药施用于黏膜表面，使其穿透黏膜作用于黏膜下神经末梢而产生局部麻醉作用，适用于眼、耳、鼻、咽喉、气管、尿道等手术。常用药物有丁卡因和利多卡因。表面麻醉也容易发生局麻药的毒性反应，应予以高度重视。

2. 局部浸润麻醉　将局麻药注射在手术区组织内，分层阻滞组织中的神经末梢而产生麻醉作用，称为局部浸润麻醉，主要用于体表短小手术、有创性的检查和治疗术。常用局麻药有普鲁卡因、利多卡因、罗哌卡因。手术部位有感染、癌肿者不宜使用局部浸润麻醉。

3. 区域阻滞麻醉　围绕手术区四周和底部注射麻醉药，阻滞进入手术区的神经纤维的传导，使该手术区产生麻醉作用称为区域阻滞麻醉，适用于短小手术，如囊肿切除、活检、腹股沟疝修补术等。

4. 神经阻滞麻醉　将局麻药注射至神经干、神经丛或神经节旁，暂时地阻断该神经的传导功能，使受该神经支配的区域产生麻醉作用，称为神经阻滞麻醉。神经阻滞麻醉的适应证取决于手术范围、手术时间、患者的精神状态及合作程度。如颈丛、臂丛、肋间神经阻滞等。

二、椎管内麻醉

椎管内麻醉并非是某一种麻醉方法的名称，从解剖学角度看，椎管内含有与脊椎麻醉相关联的蛛网膜下腔和与硬脊膜外麻醉相关联的硬脊膜外间隙，因次便将这两种麻醉方法归类与椎管内麻醉。

1. 蛛网膜下腔麻醉　简称脊麻，是将局麻药自腰椎棘突间隙注入蛛网膜下腔脑脊液中，使一定范围内脊神经根暂时失去传导功能，产生麻醉效果。适应证有下腹及盆腔手术、肛门及会阴部手术、下肢手术等。

2. 硬膜外腔阻滞麻醉　将局麻药注入硬脊膜外间隙，阻滞脊神经根部，使其支配的区域产生暂时性麻痹。硬膜外阻滞主要适用于腹部手术。

常用的麻醉药：普鲁卡因、利多卡因、丁卡因、布比卡因、罗哌卡因等。优点：患者清醒；简单易行，比较安全；并发症少；重要器官功能干扰轻微；费用低廉。缺点：中毒反应；过敏反应；低血压；呼吸抑制；无法满足手术要求。

三、全身麻醉

全身麻醉（简称全麻）是指麻醉药经呼吸道吸入，静脉或肌内注射进入体内产生中枢神经系统暂时抑制，进入神志消失的麻醉状态，这种状态是可逆的或可控制的，手术完毕患者逐渐清醒，不留任何后遗症。全麻可分为吸入全身麻醉、静脉全身麻醉、复合全身麻醉、基础全身麻醉四种。

1. 吸入全身麻醉　将挥发性的麻醉药或麻醉气体经肺泡进入血液循环，到达中枢神经系统而产生的全身麻醉。常用麻醉药有氟烷、恩氟烷、异氟烷、氧化亚氮、七氟烷。

2. 静脉全身麻醉　将药物注入静脉，经血液循环作用于中枢神经系统而产生的全身麻醉方法。与吸入全身麻醉相比，静脉全身麻醉突出特点是起效快。静脉麻醉药主要作为麻醉诱导和复合麻醉的一部分，只有在极短小的手术偶尔单独用某一种静脉麻药。常用静脉麻醉药有硫苯妥钠、氯胺酮、羟丁酸钠、丙泊酚、依托咪酯。

3. 复合全身麻醉　是联合应用一组或两组以上的药物，达到满意的外科麻醉条件，造成生理功能干扰最小的一种麻醉方法。对于复杂或较复杂的各科手术，单一静脉麻醉的效果与时间均受限，肌肉松弛也难达到显露手术野的要求，故均需采用多种药物的复合麻醉。根据给药途径不同，复合麻醉大致分为全静脉复合麻醉，静脉与吸入麻醉药物。

4. 基础全身麻醉　麻药经肌肉、直肠注入人体内，通过组织吸收及血液循环作用于中枢神经系统而产生催眠、镇痛和肌肉松弛的麻醉方法。基础全身麻醉可减少全麻药物的用量，还可以为部位麻醉创造条件。常用的基础全身麻醉药有硫喷妥钠、氯胺酮等。

由于小儿自制能力较差，多不能很好配合肌内注射或静脉穿刺。因此，基础麻醉通常是在手术间外面，由家长陪同下进行，麻醉后再送入手术间。特殊配合包括以下内容。

（1）充分做好抢救准备。备好气管导管、喉镜、牙垫、插管钳、注射器、急救药品等，防止麻醉过程中发生意外。

（2）保持呼吸道通畅。硫喷妥钠、氯胺酮给药后都可使唾液及呼吸道分泌物增加、易发生喉及支气管痉挛，麻醉前应准备好吸引器、呼吸囊及面罩。

（3）保持循环功能的稳定。由于术前禁食，大多数小儿都有一定程度脱水。当患儿进入手术室后，应迅速建立一条可靠的静脉通路，以便补充液体或麻醉药物，保证手术过程中的安全。

（4）采取深部肌内注射。促进药物吸收、减少麻药对组织刺激，肌内注射时固定好针头，防止断针。

（5）准确计算患儿体重，正确掌握使用剂量。

5. 气管插管术 全麻时应经口或经鼻进行气管插管，可以免除因咽喉部肌肉松弛及舌后坠造成的气道梗阻，免除喉痉挛引起的窒息，防止口鼻腔内手术时脓血及呕吐物或反流误吸的危险，是进行气道呼吸管理和进行控制呼吸或辅助呼吸的最好方法，也有利于心肺复苏，不仅广泛应用于麻醉实施，在危重患者呼吸循环抢救复苏治疗中也发挥着重要作用。

（1）用物准备

①喉镜：根据患者情况选择大小合适的直形或弯形镜片。

②气管导管：根据患者年龄选择不同型号的导管，成年人一般用 F 30～34号，小儿（1 岁以上）可利用公示推算出所需导管口径和长度。

$$Cole 公式：导管口径（F）= 年龄（岁）+ 18$$

$$Levine 公式：（cm）= 年龄（岁）+ 12$$

③衔接管：气管导管与麻醉螺纹管的连接物。

④导管芯：可使气管导管保持理想的弯度，采用可弯、有弹性的软细铜条制作。

⑤牙垫：避免咬瘪气管导管，常用较硬的橡胶制品。

⑥润滑剂：以溶有表面麻醉药物的水溶性滑胶（0.5%～1% 丁卡因），涂于气管导管表面，兼顾润滑和表麻作用，也可减弱声带活动度和防止声门、气管黏膜擦伤。

⑦插管钳：引导气管导管进入声门，常用于明视经鼻插管的操作。

（2）气管插管法

①放入喉镜：用右手拇、示、中 3 指提起下颌并使口张开，同时拨开下唇，左手持喉镜沿口角右侧置入口腔，将舌头推向左，喉镜片移至正中位，暴露咽喉部，可见腭垂，见会厌后将镜片微微上翘，上抬会厌，此时声门暴露于视野中。

②插入气管导管：右手持气管导管，将导管尖对准声门，插入声门 3～5cm，

拔出管芯。

③插入牙垫：将牙垫插入上下牙齿之间，退出喉镜，确认导管已进入气管后，用胶布固定导管及牙垫，以防导管深入或滑出。

（3）注意事项

①显露声门时动作轻柔，根据解剖标志循序推进喉镜片，防止插入过深或过浅。

②正确使用喉镜，应将喉镜的着力点始终放在喉镜片的顶端，使用向上提的手法，严禁将上颌牙齿作为支点，防止门牙脱落。

③准确鉴定导管是否在气管中及导管的深度，防止导管滑入食道或插入过深，致单肺通气而引起缺氧。

6. 全麻的护理配合　无论吸入全身麻醉或静脉全身麻醉均有一定时间的诱导期。由于诱导期用药剂量大，集体状态的变化及麻醉药对心血管的作用影响剧烈，易出现躁动、喉痉挛等并发症。因此，做好全麻患者的护理十分重要。

（1）了解麻醉方式，给患者心理支持，帮助其减轻恐惧感。

（2）去除患者金属饰物，提醒麻醉医生检查患者口腔，如有义齿，将其取出。

（3）建立静脉通道，连接输液用的三通接头，有利静脉给药。

（4）连接负压吸引装置，准备急救药物和器材。

（5）束缚、固定患者四肢，不宜过紧，以免影响肢体血液循环，甚至造成四肢骨折。

（6）麻醉诱导及插管时，在床旁看护，密切注意插管情况，随时准备抢救，直至套管固定、接上呼吸机。

（7）麻醉诱导或苏醒时，关闭手术间门，停止不必要的交谈，保持室内安静。

（8）全麻过程中，注意保护患者隐私和使患者舒适，避免难堪或受伤。

（9）如为麻醉护士，可协助麻醉医生备齐各种用物，如气管导管、喉镜、牙垫、插管钳、润滑剂、喷雾器等，剪好固定胶布。若全麻插管仅有 1 名麻醉医生时，麻醉护士或手术巡回护士应协助麻醉医生静脉给药、固定气管导管及牙垫。

（王　亚　高　蕊）

第三章 手术室基础护理技术操作规程

第一节 外科手消毒

外科手消毒是指医务人员在外科手术前用肥皂（液）或抗菌皂（液）和流动水洗手，再用手消毒剂清除或杀灭手部暂居菌、常居菌的过程，洗手消毒是预防手术切口感染的重要环节。

【操作目的】

清除或杀灭手表面暂居菌，减少长居菌，抑制手术过程中手表面微生物的生长，减少手部皮肤细菌的释放，防止病原微生物在医务人员和患者之间的传播，有效预防手术部位感染的发生。

【操作步骤】

1. 操作准备

（1）配戴专用帽子和口罩，头发不可外露，口罩必须遮住口鼻，鼻夹与鼻相适应。

（2）洗手衣下襟塞进裤腰，防止因衣着宽大影响消毒隔离，将袖口挽至肘上 10cm 以上。

（3）摘去手表及手部饰物，指甲平整光滑，不可超过指尖，不应佩戴人工指甲或涂指甲油。

（4）选择环境宽敞明亮，配备有非接触式自来水龙头和齐腰高的水槽，流动水应达到 GB5749《生活饮用水卫生标准》要求。

（5）准备洗手液、外科手消毒液、清洁干纸巾、纸巾收纳筐或干燥设备，并检查洗手液及外科手消毒液有效期，使其呈备用状态。

2. 操作方法

（1）洗手

①用流动水湿润双手、前臂和上臂下 1/3，取适量抗菌洗手液于掌心，按七

步洗手法充分清洗双手、前臂和上臂下 1/3，并认真揉搓。清洁双手及肘部时，应注意清洁指甲下的污垢及手部和肘部皮肤的褶皱处。

②流动水冲洗双手、前臂和上臂下 1/3，从手指到肘部，沿一个方向用流动水冲洗手和手臂。不可在水中来回移动手臂。

③重复步骤①②内容。

④使用清洁干纸巾擦干双手、前臂和上臂下 1/3。

（2）外科免刷手消毒　涂抹免冲洗外科手消毒液。

①取适量的手消毒液按七步洗手法涂抹双手，将剩余手消毒液环转揉搓前臂和上臂下 1/3。

②取适量的手消毒液重复步骤①内容。

③取适量的手消毒液按七步洗手法涂抹双手，揉搓至干燥。手消毒液的取液量、揉搓时间及使用方法应遵循产品的使用说明。

3. 操作评分　见表 3-1。

表 3-1　外科手消毒评分表

项目	评分标准	总分	评分等级 A	B	C	D	得分
准备	1. 检查所备物品齐全，洗手液、手消毒液在有效期内	11	3	2	1	0	
	2. 按手术室要求着装整齐，穿洗手衣裤，上衣下摆塞进裤腰，袖管卷至肘上 10cm 以上，袖口、领口内衣无外漏，去掉戒指、手表等饰物		3	2	1	0	
	3. 正确佩戴帽子、口罩，帽子遮住全部头发，口罩遮住口鼻。鼻夹与鼻相适应		3	2	1	0	
	4. 手部无破损，修剪指甲，前端平甲缘，剔除指缝污垢		2	1	0	0	
操作步骤	1. 洗手：流动水湿润双手、前臂和上臂下 1/3，取皂液均匀涂抹双手	60	2	1	0	0	
	2.（内）掌心相对，手指并拢，相互揉搓，至少来回 10 次		2	1	0	0	
	3.（外）手心对手背沿指缝相互揉搓，至少来回 10 次，交换进行		2	1	0	0	
	4.（夹）掌心相对，双手交叉指缝相互揉搓，至少来回 10 次		2	1	0	0	
	5.（弓）弯曲手指使关节在另一手掌心旋转揉搓，至少来回 10 次，交换进行		2	1	0	0	
	6.（大）一手握另一手大拇指旋转揉搓，至少来回 10 次，交换进行		2	1	0	0	
	7.（立）将一手五指指尖并拢放在另一手掌心旋转揉搓，至少来回 10 次，交换进行		2	1	0	0	
	8.（腕）揉搓手腕，至少来回 10 次，交换进行		2	1	0	0	
	9. 螺旋式上升揉搓整个前臂，两侧在同一平面交替上升不得回搓		2	1	0	0	
	10. 螺旋式上升揉搓上臂下 1/3，两侧在同一平面交替上升不得回搓		2	1	0	0	

续表

项目	评分标准	总分	评分等级				得分
			A	B	C	D	
操作步骤	11. 流动水彻底冲洗，指尖朝上，肘部放低，水由指尖流向肘部，不得倒流，避免溅湿衣裤	60	2	1	0	0	
	12. 重复步骤 1～11		11	8	4	0	
	13. 干手：用清洁干纸巾擦干双手、前臂和上臂下 1/3		1	0	0	0	
	14. 进行外科手消毒：取适量免冲洗外科手消毒液		1	0	0	0	
	15. 按七步洗手法涂抹双手、前臂和上臂下 1/3，方法同 2～10，重复 2 次，消毒高度应稍低于清洁高度		18	9	4	0	
	16. 取适量的手消毒液按七步洗手法涂抹双手，揉搓至干燥		7	5	3	0	
无菌观念	1. 程序分明，动作熟练，无菌观念强	24	10	5	1	0	
	2. 手消毒液的取液量、揉搓时间及使用方法遵循产品的使用说明。涂抹免冲洗外科手消毒液至消毒液完全蒸发干时间：3 分钟		6	3	1	0	
	3. 消毒后双手置于胸前，手臂不得下垂		5	3	1	0	
	4. 戴无菌手套前避免污染双手		3	2	1	0	
理论	答题正确得 5 分，基本正确得 3 分，不正确不得分	5	5	3	1	0	
总分		100					

【注意事项】

1. 医护人员手部皮肤应无破损。

2. 冲洗双手时，避免水溅湿衣裤。

3. 在整个过程中双手应保持位于胸前，并保持手指朝上高于肘部，将双手悬空举在胸前，使水由指尖流向肘部，避免倒流而致污染。

4. 清洁双手时，应注意清洁指甲下的污垢和手部皮肤的皱褶处。

5. 戴无菌手套前，避免污染双手。

6. 摘除外科手套前后应清洁洗手。

7. 外科手消毒剂开启后应标明日期、时间，易挥发的醇类产品开瓶后的使用期不得超过 30 天，不易挥发的产品开瓶后使用期不得超过 60 天。

8. 若连续进行第二次手术或手术中手套破损怀疑手被污染，应立即重新外科洗手和外科手消毒。

七步洗手法　第一步：洗手掌，流水湿润双手，涂抹洗手液，掌心相对，手指并拢互相揉搓。第二步：洗手背、指缝和手心，对手背沿指缝相互揉搓，双手交换进行。第三步：洗掌侧指缝，掌心相对，双手交叉沿指缝互相揉搓。第四步：洗指背，弯曲各手指关节，握空心拳把指背放在另一手掌心旋转揉搓，双手交换进行。第五步：洗拇指，一手握另一手大拇指旋转揉搓，双手交换进行。第六步：洗指尖，弯曲手指关节，把指尖合拢在另一手掌心旋转揉搓，双手交换进行。第七步：洗手腕，揉搓手腕，双手交换进行。

（熊　岩　徐　欣）

第二节　穿、脱无菌手术衣

任何一种外科手消毒方法，都不能完全消灭皮肤深处的细菌，这些细菌在手术过程中逐渐移行到皮肤表面并迅速繁殖生长，故外科手消毒之后必须穿上无菌手术衣，戴上无菌手套，方可进行手术。常用的手术衣有两种式样，一种是对开式手术衣，另一种是折叠式手术衣。它们的穿法不同，无菌范围也不相同。此处以折叠式手术衣为例。

【操作目的】

穿无菌手术衣的目的是避免和预防手术过程中医务人员衣物上的细菌污染手术切口，同时保障手术人员安全，预防职业暴露。

【操作步骤】

1. 操作准备

（1）着装整洁规范，符合手术室要求［参见外科手消毒操作准备（1）~（3）］。

（2）准备无菌持物钳，按要求打开手术衣敷料包于器械车上。

（3）按要求进行外科手消毒。

2. 操作方法

（1）拿取无菌手术衣，选择较宽敞处站立，面向无菌器械车。

（2）抓住手术衣的衣领，与肩平齐，上下展开，开口对外，远离胸前及手术台和其他人员。

（3）沿着衣领找到衣领两边缘端，轻抖手术衣，直到看到手术衣内袖口。

（4）将手术衣整体向上轻掷10cm，顺势将双手和前臂伸入衣袖内，并向前平行伸展。

（5）由巡回护士在穿衣者背后抓住衣领内面，协助将袖口后拉，器械护士手不可露出袖口。

（6）巡回护士系好领口的一对系带及左页背部与右侧腋下的一对系带。

（7）器械护士按要求无接触式戴手套。

（8）器械护士解开腰间活结，将右页腰带递给台上其他手术人员或交由巡回护士用无菌持物钳夹取，巡回护士旋转至器械护士左侧，将衣带交与器械护士，于腰前打结系紧，使手术衣右页遮盖左页。

（9）巡回护士待器械护士系好前腰带后整理手术衣的衣领及下摆，使手术衣覆盖严密、平整。

（10）手术结束，脱无菌手术衣时，器械护士解开腰间系带，由巡回护士协助解开衣领及背部系带，左手抓右肩手术衣外面，自上拉下手术衣衣襟，将衣袖外翻。同法拉下左肩，手术衣脱下后弃于污衣袋内，再脱手套。

3. 操作评分 见表 3 - 2。

表 3 - 2　穿、脱无菌手术衣评分表

项目	评分标准	总分	评分等级				得分
			A	B	C	D	
准备	1. 按手术室要求着装，洗手戴口罩，精神饱满，报告声音洪亮	10	5	3	1	0	
	2. 备齐用物，放置合理		5	3	1	0	
操作步骤	1. 外科手消毒后进入相应手术间，取无菌手术衣，面向无菌手术台后退一步，双手提起衣领两端，向前上方抖开，使得手术衣内面朝向操作者，将手术衣向上轻抛的同时顺势将双手和前臂伸入衣袖内，并向前平行伸展	55	15	8	4	0	
	2. 由巡回护士在穿衣者背后抓住衣领内面，协助将袖口后拉，器械护士手不可露出袖口		5	3	1	0	
	3. 巡回护士系好领口的一对系带及左页背部与右侧腋下的一对系带		6	3	1	0	
	4. 器械护士按要求无接触式戴手套		2	1	0	0	
	5. 器械护士解开腰间活结，将右页腰带递给台上其他手术人员或交由巡回护士用无菌持物钳夹取，巡回护士旋转至器械护士左侧，将衣带交与器械护士，于腰前打结系紧，使手术衣右页遮盖左页		10	5	1	0	
	6. 巡回护士待洗手护士系好前腰带后应整理手术衣的衣领及下摆，使手术衣覆盖严密、平整		5	2	1	0	
	7. 手术结束，脱无菌手术衣时，器械护士解开腰间系带，由巡回护士协助解开衣领及背部系带，左手抓右肩手术衣外面，自上拉下手术衣衣襟，将衣袖外翻。同法拉下左肩，手术衣脱下后弃于污衣袋内，再脱手套		10	5	1	0	
	8. 整理用物		2	1	0	0	

续表

项目	扣分标准	总分	评分等级				得分
			A	B	C	D	
无菌操作	1. 程序分明，动作熟练，无菌观念强	30	15	8	4	0	
	2. 穿无菌手术衣人员必须戴好手套后，方可解开腰间活结或接取腰带，未戴手套的手不能触及手术衣衣领下的任何部分		5	3	1	0	
	3. 穿手术衣后，手术操作人员的无菌范围在胸前，不高过肩，不低过腰，双手不可交叉放于腋下		5	3	1	0	
	4. 脱手术衣时保护手臂及洗手衣裤不被手术衣外面所污染		5	3	1	0	
理论	答题正确得 5 分，基本正确得 3 分，不正确不得分	5	5	3	1	0	
总分		100					

【注意事项】

1. 穿手术衣前，保证双手、前臂和上臂下 1/3 的无菌状态，当发生疑似污染时，应立即重新进行外科手消毒。

2. 穿无菌手术衣必须在相应手术间进行。

3. 取无菌手术衣时应一次整体拿起，传递腰带时，不能与协助穿衣人员相接触。

4. 穿无菌手术衣时应注意手术衣不可触及非无菌区域，如有可疑应立即更换。

5. 有破损的无菌手术衣或可疑污染时，应立即更换。

6. 巡回护士协助穿手术衣时不能触及穿衣者刷过手的手臂及手术衣外面。

7. 穿无菌手术衣人员必须戴好手套后，方可解开腰间活结或接取腰带，未戴手套的手不能触及手术衣衣领下的任何部分。

8. 穿好无菌手术衣后，双手半伸置于胸前，避免触碰周围的人和物。

9. 无菌手术衣的无菌区范围是肩以下、腰以上及两侧腋前线之间。

（高 蕊 徐 欣）

第三节　无接触式戴、脱无菌手套

无接触式戴无菌手套是指手术人员在穿无菌手术衣时手不露出袖口独自完成

或由他人协助完成戴手套的方法。

【操作目的】

执行无菌技术操作或接触无菌物品时，须戴无菌手套进行严格的医疗护理操作，确保无菌效果，保护患者和医务人员免受污染。

【操作步骤】

1. 操作准备

（1）着装整洁规范，符合手术室要求［参见外科手消毒操作准备（1）~（3）］。

（2）准备无菌持物钳及合适型号无菌手套，并检查无菌手套有效期及包装是否完整无破损、无潮湿。

（3）将无菌手套打开用无菌持物钳夹持放于打开的无菌器械车上。

（4）按要求进行外科手消毒，并穿无菌手术衣，双手不可露出袖口。

2. 操作方法

（1）双手隔衣袖将手套内层包装打开，使手套指尖与身体相对。

（2）右手隔衣袖取对侧手套，使右手大拇指与左侧手套大拇指相对，翻转手腕，手心朝上，使手套指尖朝向前臂，拇指相对反折边与袖口平齐。

（3）左手隔衣袖抓住手套边缘并将之翻转包裹手及袖口，右手顺势前伸，五指张开，迅速伸入手套内。

（4）同法戴手套的右手协助戴左手手套。

（5）双手调整衣袖及手套至舒适。

（6）手术结束，按要求脱下手术衣后，戴手套的右手插入左手手套外面反折边翻转脱去手套，然后左手拇指伸入右手鱼际肌之间，向下翻转脱去右手手套。

3. 操作评分　见表 3 - 3。

表 3 - 3　无接触式戴、脱无菌手套评分表

项目	评分标准	总分	评分等级				得分
			A	B	C	D	
准备	1. 按手术室要求着装，洗手戴口罩，精神饱满，报告声音洪亮	10	5	3	1	0	
	2. 备齐用物，放置合理		5	3	1	0	

续表

项目	评分标准	总分	评分等级				得分
			A	B	C	D	
操作步骤	1. 按要求进行外科手消毒，并穿无菌手术衣，双手不可露出袖口		5	3	1	0	
	2. 双手隔衣袖将手套内层包装打开，使手套指尖与身体相对		5	3	1	0	
	3. 右手隔衣袖取对侧手套，使右手大拇指与左侧手套大拇指相对		5	3	1	0	
	4. 翻转手腕，手心朝上，使手套指尖朝向前臂，拇指相对反折边与袖口平齐		5	3	1	0	
	5. 左手隔衣袖抓住手套边缘并将之翻转包裹手及袖口	55	6	3	1	0	
	6. 右手顺势前伸，五指张开，迅速伸入手套内		6	3	1	0	
	7. 同法戴手套的右手协助戴左手手套		10	5	1	0	
	8. 双手调整衣袖及手套至舒适		5	3	1	0	
	9. 手术结束，按要求脱下手术衣后，戴手套的右手插入左手手套外面反折边翻转脱去手套，然后左手拇指伸入右手鱼际肌之间，向下翻转脱去右手套		6	3	1	0	
	10. 整理用物		2	1	0	0	
无菌操作	1. 程序分明，动作熟练，无菌观念强	30	15	8	4	0	
	2. 双手始终不能露于衣袖外，所有操作双手均在衣袖内		5	3	1	0	
	3. 已戴手套的手不能触及手套内面，未戴手套的手不可触及手套外面		5	3	1	0	
	4. 脱手套时注意清洁手不被手套外侧面污染		5	2	1	0	
理论	答题正确得 5 分，基本正确得 3 分，不正确不得分	5	5	3	1	0	
总分		100					

【注意事项】

1. 手套如有破损或污染，应立即更换。

2. 双手始终不能露于衣袖外，所有操作双手均在衣袖内。

3. 向近心端拉衣袖时用力不可过猛，袖口拉到拇指关节处即可。

4. 无接触式戴手套时，将反折边的手套口翻转过来包裹住袖口，不可将腕部暴露。

5. 已戴手套的手不能触及手套内面，未戴手套的手不可触及手套外面。

6. 感染、骨科等手术时手术人员应戴双层手套，有条件内层为彩色手套。

7. 穿无菌手术衣、戴无菌手套后，手术前手臂应保持在胸前，高不过肩，低不过腰，双手不能交叉放于腋下。

8. 脱手套时注意清洁手不被手套外侧面污染。

（熊 岩 徐 欣）

第四节 铺置无菌器械台

利用无菌包布铺无菌区时，包布的内面是无菌的，而包布的外面、边缘视为有菌。

【操作目的】

使用无菌单建立无菌区域，形成无菌屏障，防止无菌手术器械及敷料再污染，最大限度地减少微生物由非无菌区域转移至无菌区域；同时可以加强手术器械的管理，提高手术配合质量。

【操作步骤】

1. 操作准备

（1）着装整洁规范，符合手术室要求［参见外科手消毒操作准备（1）~（3）］。

（2）根据手术性质及范围，选择合适器械车。

（3）置无菌器械车于靠近手术区较宽敞处。

（4）准备无菌包、无菌持物钳、无菌溶液及手术所需一次性无菌物品。

（5）将无菌包置于器械车中央，检查无菌包名称、灭菌日期、外包装化学指示物、外包布是否潮湿或破损。

2. 操作方法

（1）按七部洗手法洗手、戴无菌口罩。

（2）检查无菌持物钳（灭菌日期、外包装化学指示物、外包布完整性），按无菌技术要求打开。

（3）徒手打开无菌包外层包布，先展开左右两侧，再展开近身侧，最后展开对侧。

（4）用无菌持物钳打开内层包布（顺序同外层包布），检查包内指示卡。

（5）检查无菌液体名称、浓度、剂量、有效期、使用方法，瓶口有无松动、瓶体有无裂缝，液体质量有无浑浊、沉淀、变质。按无菌技术原则倒无菌液体于无菌容器内，注意无菌溶液不可溅出浸湿无菌台面。未用完的无菌液体应注明开瓶日期及时间，有效期为 24 小时。

（6）打开一次性无菌物品外包装，用无菌持物钳夹持无菌物品，放于无菌器械台上。将无菌器械台置于无人走动的位置。

（7）器械护士外科手消毒后，穿无菌手术衣，无接触式戴无菌手套，将无菌器械台面按器械物品使用顺序分类摆放。

3. 操作评分 见表 3-4。

表 3-4 铺置无菌器械台评分表

项目	评分标准	总分	评分等级 A	B	C	D	得分
准备	1. 按手术室要求着装，洗手戴口罩，精神饱满，报告声音洪亮	20	3	2	1	0	
	2. 清洁器械车，按要求选择无菌包		3	2	1	0	
	3. 物品齐全（少一件扣一分）		6	4	1	0	
	4. 摆放位置正确（器械车放于手术间合适位置，距离墙面至少 50cm 以上，无菌包置于器械车台面中央位置）		8	5	2	0	
操作步骤	1. 打开中心镊子罐持物钳方法正确	40	5	3	1	0	
	2. 检查包布是否完整、干燥，有无破损，检查名称、灭菌日期和包外 3M 胶带		5	3	1	0	
	3. 用手依次打开器械包、敷料包的第一层，打开方法正确		3	2	1	0	
	4. 取、放无菌持物钳方法正确，钳端保持向下，放下时需咬合		3	2	1	0	
	5. 用持物钳按顺序打开敷料包及器械包第二层，四周下垂至少 30cm，检查包内消毒指示卡		6	3	1	0	
	6. 将器械包内的碗、盘摆放于规范位置		6	3	1	0	
	7. 取用溶液前检查液体名称、质量、有效期，瓶口有无松动、瓶体有无裂缝		5	3	1	0	
	8. 倒无菌溶液前冲瓶口		2	1	0	0	
	9. 倒无菌溶液方法正确，液体不外滴、不外溅		5	3	1	0	
无菌操作	1. 程序分明，操作熟练规范，无菌观念强，取放无菌物品无污染	35	20	10	5	0	
	2. 无菌台上放置的无菌物品不可超出器械台边缘以外，未消毒的手臂不得横跨无菌区		5	3	1	0	
	3. 移动无菌台时，器械护士不可手握边栏或接触台缘平面以下区域，巡回护士不可触及下垂的包布		5	3	1	0	
	4. 无菌物品无失效、破损及潮湿，污染后立即更换		5	3	1	0	

续表

项目	评分标准	总分	评分等级				得分
			A	B	C	D	
理论	答题正确得5分，基本正确得3分，不正确不得分	5	5	3	1	0	
	总分	100					

【注意事项】

1. 器械护士穿无菌手术衣、戴无菌手套后方可进行器械台的整理。未穿无菌手术衣及未戴无菌手套者，不得跨越无菌区及接触无菌台内无菌物品。

2. 无菌器械台的台面为无菌，无菌单应下垂台缘于30cm以上，手术器械物品不可超出台缘。

3. 保持无菌器械台及手术区整洁、干燥。无菌巾如果浸湿，应立即更换或重新加盖无菌单。

4. 移动无菌器械台时，器械护士不能接触台缘平面以下，巡回护士不可触及下垂的包布。

5. 无菌操作时保证环境清洁，操作区域相对宽阔，不能在人员频繁走动或浮尘飞扬的环境中操作。

（熊 岩 徐 欣）

第五节 手术器械传递

手术器械是保证手术顺利进行的关键条件之一，也是手术室的重要组成部分，正确掌握手术器械的用途和传递方法是手术护士必备的基础技能之一。

【操作目的】

能够对手术器械进行正确的传递，力度适当，可以起到提醒术者的作用，传递至术者手中的位置准确，术者接过即可使用。

【操作步骤】

1. 操作准备

（1）着装整洁规范，符合手术室要求〔参见外科手消毒操作准备（1）~

（3）〕。

（2）外科手消毒后，穿无菌手术衣，无接触式戴无菌手套。

2. 操作方法

（1）手术刀传递法

①采用弯盘进行无接触式传递法：水平传递给术者，防止职业暴露。

②采用徒手传递法：手持刀背，刀刃面向下，尖端向后呈水平传递。

（2）剪刀传递法　右手握住剪刀的中部，弯侧背向掌心，利用手腕部运动，适力将环柄拍打在术者掌心上。

（3）血管钳传递法

①单手传递法：右手握住止血钳前1/3处，弯侧向掌心，通过腕部的适当力量将环柄部拍打在术者掌心上。

②双手传递法：同时递两把器械时，双手交叉同时传递，递对侧器械的手在上，同侧的手在下，不可从术者的肩或背后传递。

（4）持针器传递法　右手捏住持针器的中部，传递时要避免术者将持针器和缝线同时握住，缝针的尖端朝向手心、针弧朝背、缝线搭在手背上。

（5）镊子传递法

①握镊子尖端、闭合开口，直立式传递。

②急时，可用拇指、食指、中指握镊尾部，合力关闭镊端，术者持住镊的中部。

（6）拉钩传递　先用盐水沾湿，握住前端，将柄平行传递。

（7）咬骨钳传递法　枪状握轴部传递；双关节握头传递。

（8）锤、凿传递法

①左手握凿端，柄递给术者左手。

②右手握锤，手柄水平递术者右手。

3. 操作评分　见表3-5。

表3-5　手术器械传递评分表

项目	评分标准	总分	A	B	C	D	得分
准备	1. 按手术室要求着装，洗手戴口罩，精神饱满，报告声音洪亮	13	3	2	1	0	
	2. 外科手消毒后，穿无菌手术衣，无接触式戴无菌手套方法正确		5	3	1	0	
	3. 整理手术器械台，按要求摆放手术器械，检查器械完整性		5	3	1	0	

续表

项目	评分标准	总分	评分等级 A	B	C	D	得分
操作步骤	1. 手术刀传递方法正确	54	6	4	1	0	
	2. 剪刀传递方法正确		6	4	1	0	
	3. 血管钳传递方法正确		6	4	1	0	
	4. 持针器传递方法正确		6	4	1	0	
	5. 镊子传递方法正确		6	4	1	0	
	6. 拉钩传递方法正确		6	4	1	0	
	7. 咬骨钳传递方法正确		6	4	1	0	
	8. 锤、凿传递方法正确		6	4	1	0	
	9. 器械带线时缝线绕到手背，术者接器械时未抓住缝线		6	4	1	0	
无菌操作	1. 程序分明，操作熟练规范，无菌观念强，无菌台上放置的手术器械未超出器械台边缘以外，未从医生肩后或背后传递器械	28	15	10	5	0	
	2. 器械传递力度适度，传递过程中无污染		5	3	1	0	
	3. 及时收回用过的手术器械，检查其完整性，擦拭血迹		5	3	1		
	4. 未造成锐器伤		3	2	1	0	
理论	答题正确得5分，基本正确得3分，不正确不得分	5	5	3	1	0	
总分		100					

【注意事项】

1. 传递器械前、后应检查器械的完整性，防止缺失部分遗留在手术部位。

2. 传递器械应做到稳、准、轻、快，用力适度，以达到提高术者注意力为限。

3. 传递器械的方式应准确，以术者接过后无须调整方向即可使用为宜。

4. 传递锐利器械时，建议采用无接触传递方法，如果徒手传递，应注意刃口向下，防止自伤及他伤。

5. 传递拉钩前应用盐水浸湿。

6. 禁止从医生肩后或背后传递器械。

7. 传递带线器械时，应将缝线绕到手背，以免术者接器械时抓住缝线影响操作。

8. 及时清除手术视野周围不用的器械，避免器械堆积掉到地上。

（熊　岩　徐　欣）

第六节　静脉留置针输液法

静脉留置针输液法是通过穿刺针使套管进入静脉，将无菌溶液或药液直接滴入静脉内的一种方法。静脉留置针在体内一般可以留置 72～96 小时，一定程度上减轻患者反复穿刺的痛苦，也减少了护理人员的工作负担，能随时保持静脉的通路，方便用药及抢救。

【操作目的】

建立静脉通路，便于抢救；补充血容量，保证术中容量充足；改善微循环，维持血压；纠正水、电解质失调，维持酸碱平衡；补充营养，供给热能。

【操作步骤】

1. 操作准备

（1）着装整洁规范，符合手术室要求，洗手戴口罩。

（2）用物准备　医嘱单、输液溶液、静脉留置针、无菌透明敷料、2% 碘酒、75% 乙醇溶液、棉签、输液器、三通连接管、止血带、垫巾、支臂板。

2. 操作方法

（1）确保检查所有物品均在有效期内，包装无破损，可以正常使用。

（2）打开液体包装，检查瓶口有无松动及液体质量（将液体上下摇动 2 次，对光检查有无浑浊、沉淀及絮状物，挤压液体有无漏液）。

（3）打开液体瓶盖并消毒瓶口（以螺旋式动作从中心向外旋转涂擦，一遍 2% 碘酒两遍 75% 乙醇溶液消毒，蘸棉签要求无外滴、无倒置、无污染）。

（4）打开三通和输液器包装，连接液体，调整三通开关，连接三通。

（5）挂液体于吊杆上，排气（莫菲氏滴壶内液面高度为 1/2～2/3）对光检查输液管内气体是否排尽。

（6）将静脉留置针、无菌透明敷料和皮肤消毒盒（止血带、棉签）备齐至麻醉准备车上，推至手术床旁。

（7）患者入室后核对其信息及解释输液目的。

（8）安装支臂板。再次洗手。

（9）铺垫巾于穿刺侧手臂下方，系止血带（距离穿刺点上方 10～15cm），选择合适的血管（穿刺部位皮肤完整，无瘢痕，血管弹性良好，无红肿，无硬结），松止血带。

（10）再次排气，对光检查输液管内气体是否排尽。

（11）消毒皮肤，范围8~10cm（以穿刺点为中心，2%碘酒消毒待干后，再用75%乙醇溶液棉签脱碘2次，棉签消毒要有止点），打开静脉留置针、无菌透明敷料包装，系止血带选择合适穿刺部位，嘱患者握拳，反向提问核对患者姓名，请其配合。

（12）进行静脉留置针穿刺（以左手拇指压住静脉使其固定，右手持套管针，针头斜面向上，与皮肤呈15°~30°角，由静脉上方或侧方刺入皮下，见回血后降低穿刺角度顺行刺入约0.2~0.5cm），确保外套管进到静脉内，右手回撤针芯，左手拇指与示指将外套管全部送入血管，松止血带，嘱患者松拳，左手按住套管顶端，右手拔出套管针芯，去掉三通帽连接至套管，松开滴速调节器，贴无菌透明敷料（纵行贴敷，连接处位于贴膜中心点），于贴膜边缘处粘贴写好穿刺日期及时间的标识。

（13）调节滴速（成人40~60滴/分钟，儿童20~40滴/分钟，年老体弱、婴幼儿、心肺疾病患者输入宜慢）。

（14）收止血带、垫巾，向患者交代注意事项。

（15）分类处理用物，洗手。

3. 操作评分 见表3-6。

表3-6 静脉留置针输液法评分表

项目	评分标准	总分	评分等级				得分
			A	B	C	D	
准备	1. 按手术室要求着装，洗手戴口罩，精神饱满，报告声音洪亮	7	2	1	0	0	
	2. 备齐用物、放置合理		5	3	1	0	
操作步骤	1. 检查所有物品有效期及是否漏气（从左至右最后棉签、口述）	69	5	3	1	0	
	2. 检查液体瓶口及质量方法正确		3	2	1	0	
	3. 消毒瓶口方法正确		3	2	1	0	
	4. 取用输液器、三通延长管方法正确无污染		4	2	1	0	
	5. 排气一次成功		3	2	1	0	
	6. 液面高度适宜（1/2~2/3处）		2	1	0	0	
	7. 备齐物品至麻醉准备车上		2	1	0	0	
	8. 患者入室核对、解释		2	1	0	0	
	9. 安装支臂板方法正确、位置合理，二次洗手		2	1	0	0	
	10. 铺垫巾位置正确		2	1	0	0	

续表

项目	评分标准	总分	评分等级				得分
			A	B	C	D	
操作步骤	11. 系止血带部位合适（10～15cm）	69	2	1	0	0	
	12. 选血管方法正确（口述），松止血带及时		3	2	1	0	
	13. 再次排气，检查气泡，药液无浪费（小于5滴）		3	2	1	0	
	14. 消毒皮肤范围（8～10cm）方法正确		3	2	1	0	
	15. 打开静脉留置针、无菌透明敷料包装，方法正确，无污染		2	1	0	0	
	16. 反问核对姓名、嘱配合		2	0	0	0	
	17. 进针稳准，一针见血（退一次扣2分，扎穿0分）		10	8	4	0	
	18. 送套管及连接方法正确		6	4	2	0	
	19. 穿刺后及时"三松"（止血带、调节器、拳）		3	2	1	0	
	20. 无菌透明敷料固定静脉留置针方法正确、牢固、美观，标注穿刺日期、时间及时准确		2	1	0	0	
	21. 合理调节滴速，计算输液时间，（超出标准范围不得分，在标准范围内±5滴不扣分，大于±5滴每滴扣0.2分，计时结束）		2	1	0	0	
	22. 向患者交代注意事项，分类处理用物，洗手		3	2	1	0	
无菌操作	1. 操作正确，动作轻柔，点滴通畅	14	3	2	1	0	
	2. 无菌观念强，操作无污染		5	3	1	0	
	3. 观察，处理故障正确		2	1	0	0	
	4. 患者痛感较小，无不适感		2	1	0	0	
	5. 操作时间4分钟（每超10秒扣1分）		2	1	0	0	
理论	理论答题正确得3分，基本正确2分，不正确0分	5	5	3	1	0	
告知	告知内容全面得3分，基本全面得2分，不正确0分	5	5	3	1	0	
总分		100					

【注意事项】

1. 血管选择应由远心端向近心端，选择弹性好、走向直、清晰可见，便于穿刺的血管置管。由于手术室的特殊性，为保证患者安全，便于静脉给药、抢救、快速补充溶液，应尽量选择较粗血管和较粗型号的静脉留置针。

2. 静脉留置针操作必须严格执行无菌技术操作规程，严格一人一巾一带，止血带用后集中送供应室消毒灭菌。

3. 贴无菌透明敷料后，应及时粘贴写好穿刺日期及时间的标识，注意要贴于无菌透明敷料边缘处，不可遮挡穿刺点，以免影响对穿刺部位的观察。

4. 进行静脉留置针穿刺的肢体应妥善固定，以免针管脱出。

5. 不可在输液侧肢体上端使用血压袖带或止血带。

6. 观察患者生命体征，观察穿刺部位情况，有无红肿、渗液，向非全麻患者询问有无疼痛不适，如有异常情况应及时拔除套管并作相应处理，更换肢体另行穿刺。

（熊　岩　徐　欣）

第七节　留置导尿术

导尿术是在严格无菌操作下，用导尿管经尿道插入膀胱引出尿液的方法。留置导尿术是在导尿后将尿管保留在膀胱内持续引流尿液的方法，是手术患者术前进行的常规护理操作。导尿术作为一种侵入性操作，易引起患者疼痛与不适。尤其对于男性患者，由于尿道的生理弯曲、狭窄等解剖特点，操作时采用麻醉后，在超滑导尿管外加涂利多卡因乳膏等表面麻醉剂的导尿方法效果最佳。

【操作目的】

手术患者术前留置导尿管的目的是持续排空膀胱，避免术中损伤，预防术中患者尿潴留，方便观察尿量，是了解病情的重要措施。

【操作步骤】

1. 操作准备

（1）护士准备　着装整洁规范，符合手术室要求，洗手戴口罩。

（2）用物准备　托盘、一次性超滑导尿包、利多卡因乳膏。

（3）患者准备　根据男、女患者不同，采取不同导尿体位。男患者采取平卧双腿自然分开，女患者采取平卧双腿屈曲平放于床面，两足相对，大致呈菱形即可。

2. 女患者留置导尿术操作方法

（1）麻醉后，按要求为患者摆放合适体位，如有下肢损伤患者可将患侧腿伸直尽量外展，健侧腿屈曲平放于床面，尽量外展。显露会阴部，并遮挡其他部位，注意为患者保暖。

（2）将超滑导尿包至于托盘上，打开第一层纸盒包装，确认包装无破损、无潮湿、在有效期内。

（3）打开第二层塑料包装，将小包至于患者双腿之间，按无菌要求打开，双手按要求戴无菌手套，用镊子将纱布置于肛门处（注意无菌原则，镊子不可接触纱布以外的非无菌区）。打开消毒包将消毒棉球置于小盘内外侧。

（4）用镊子夹持消毒棉球自上而下、由外向内分别消毒阴阜、对侧大腿内侧、近侧大腿内侧、对侧大阴唇、近侧大阴唇，左手分开大阴唇，消毒对侧小阴唇、近侧小阴唇、尿道口至前庭、尿道口至肛门。将消毒后物品及脱下的手套打包放于床尾，注意远离已消毒区域。

（5）按无菌要求打开导尿包大包，双手戴无菌手套，铺置洞巾。

（6）整理包内用物。

（7）向气囊内注水检查气囊完整性，将尿管与尿袋相连接后将尿管放于润滑液中浸泡3分钟。

（8）左手拿两块纱布分开小阴唇，用镊子夹持消毒棉球由内向外再次分别消毒尿道口、对侧小阴唇、近侧小阴唇。

（9）在尿管上涂抹无菌利多卡因乳膏。

（10）更换圆头镊子夹持导尿管轻轻插入6~8cm，直到尿液流出后再插入1~2cm，确定导尿管插入膀胱后向气囊内注入15~20ml生理盐水，向外轻拉导尿管，确定气囊顶住膀胱出口，导尿管不会脱出，再将尿管送入1~2cm，撤去洞巾，脱手套，记录导尿时间，根据手术情况将尿管固定在大腿内侧或腹部，并将尿袋固定在患者床旁，恢复体位盖上被子，整理用物将床尾小包和大包一并放于黄色垃圾袋内。

3. 男患者留置导尿术操作方法

（1）麻醉后，按要求为患者摆放合适体位。双腿自然分开显露会阴部，并遮挡其他部位，注意为患者保暖。

（2）将超滑导尿包至于托盘上，打开第一层纸盒包装确认包装无破损、无潮湿且在有效期内。

（3）打开第二层塑料包装将小包至于患者双腿之上，按无菌要求打开，双手按要求戴无菌手套。

（4）用镊子夹持一个消毒棉球由外向内分别消毒阴阜，三个消毒棉球自上而下消毒阴茎上面（先对侧后中间再近侧），左手垫纱布提起阴茎，用三个消毒棉球分别消毒阴茎背侧及阴囊（先对侧后中间再近侧），左手后推包皮充分暴露冠状沟，自尿道开口起，用三个消毒棉球做逆时针由内向外环形消毒阴茎头三次。将消毒后物品及脱下手套打包放于床尾。

（5）按无菌要求打开导尿包大包，双手戴无菌手套，铺置洞巾。

（6）整理包内用物。

（7）向气囊内注水检查气囊完好性，将尿管与尿袋相连接后将尿管放于润滑液中浸泡3分钟。

（8）左手拿一块纱布提起阴茎，用镊子夹持消毒棉球再次消毒尿道口至冠状沟三次（顺时针），尿道口一次。

（9）在尿管上涂抹无菌利多卡因乳膏。

（10）更换圆头镊子夹持导尿管轻轻插入3～4cm时左手提起阴茎使其与腹壁呈60°角，继续插入10cm时放平阴茎，将尿管全部插入，直到尿液流出后确定导尿管已插入膀胱内，向气囊内注入15～20ml生理盐水，向外轻拉导尿管，确定气囊顶住膀胱出口，导尿管不会脱出，再将尿管送入1～2cm，将包皮回位，撤去洞巾，脱手套，根据手术情况将尿管固定在大腿内侧或腹部，并将尿袋固定在患者床旁，恢复体位盖上被子，整理用物将床尾小包和大包一并放于黄色垃圾袋内。

4. 操作评分 见表3-7。

表3-7 留置导尿术评分表

项目	评分标准	总分	评分等级				得分
---	---	---	A	B	C	D	
准备	1. 按手术室要求着装，洗手戴口罩，精神饱满，报告声音洪亮	5	2	1	0	0	
	2. 物品齐全（每少一件扣1分）		3	2	1	0	
操作步骤	1. 评估、查对、告知、遮挡患者、按要求摆放体位	69	4	2	1	0	
	2. 检查导尿包有效期及包装完整性，双腿间（男双腿上）打开小包		3	2	1	0	
	3. 戴无菌手套（计时开始），纱布位置正确，无污染		3	2	1	0	
	4. 右手持镊夹棉球消毒外阴，顺序正确		10	5	2	0	
	5. 撤去用物、脱手套		2	1	0	0	
	6. 打开导尿包大包		2	1	0	0	
	7. 戴无菌手套、铺洞巾		6	3	1	0	
	8. 摆台、检查气囊、润滑导尿管		8	5	2	0	

续表

项目	评分标准	总分	评分等级				得分
			A	B	C	D	
操作步骤	9. 二次消毒	69	4	2	1	0	
	10. 将导尿用物置于洞巾下端		1	0	0	0	
	11. 插入尿管、动作轻柔，方法正确		6	3	1	0	
	12. 插入长度正确女（6~8cm）男（先3~4cm，提起阴茎与腹壁呈60°继续插入10cm、放平插至20~30cm）		4	2	1	0	
	13. 见尿后再插入1~2cm		3	2	1	0	
	14. 留置尿管、气囊内注生理盐水15~20ml		4	2	1	0	
	15. 轻拉尿管，回送，男患者导尿注意回位包皮（计时结束）		2	1	0	0	
	16. 撤去洞巾、脱去手套		2	1	0	0	
	17. 固定尿袋、整理用物、洗手、记录		5	3	1	0	
无菌操作	1. 无菌观念强、未跨越无菌区	16	10	5	2	0	
	2. 层次分明		3	2	1	0	
	3. 动作熟练，操作时间5分钟（每超10秒扣1分）		3	2	1	0	
理论	理论答题正确得3分，基本正确2分，不正确0分	5	5	3	1	0	
告知	告知内容全面得3分，基本全面得2分，不正确0分	5	5	3	1	0	
	总分	100					

【注意事项】

1. 严格执行无菌技术及消毒制度，导尿管一经污染或拔出均不得再次使用，严防医源性感染的发生。导尿时无菌操作不正规或消毒不严格均可将尿道口的细菌带入膀胱，导致尿路感染。

2. 插入或拔出导尿管时，动作要轻、慢、稳，切勿用力过重，以免损伤尿道黏膜。损伤的组织可成为细菌入侵的部位，成为尿路感染的途径。

3. 尿管进入膀胱后必须见到尿液从尿管内流出才能进行气囊注水固定，以免尿管盘在尿道内，气囊注水造成尿道损伤。

4. 确认尿管在膀胱内时应向外轻拉导尿管，确定气囊顶住膀胱出口导尿管不会脱出，再将尿管送入膀胱内1~2cm，减少气囊对膀胱颈部的压迫性刺激。

5. 男性患者导尿后要将包皮推回原位，以免龟头嵌顿，造成龟头水肿。

6. 尿管要固定牢固，防止摆放体位搬动患者时尿管反复移位或脱出，加速细菌上行感染造成尿道、膀胱损伤诱发机械性炎性反应的发生。

7. 操作过程中注意为患者保暖及保护隐私，加强爱伤观念。

（熊 岩 徐 欣）

第八节 转运患者流程

转运患者是指使用转运床、轮椅或患者步行的方式，将患者安全的从病房转运到手术室，或者从手术室转运到病房的过程。此项操作必须由经过培训的医辅人员或者经过培训的护理人员进行。

【操作目的】

使患者安全、顺利的到手术室接受手术，或者使手术后的患者安全、顺利的返回病房。

【操作步骤】

1. 操作准备

（1）着装整洁规范，符合手术室要求，洗手戴口罩，穿外出衣，换外出鞋，佩戴胸卡。

（2）用物准备 手术通知单，手术患者接送登记本，转运床或轮椅。

2. 操作方法

（1）术前患者入手术室交接流程

①每日早7：40由夜班护士安排经过培训的医辅人员接患者入手术室。接台手术由当台巡回护士安排医辅人员接患者入手术室。

②在手术部由医辅人员根据手术通知单填写"手术患者接送登记本"（表3-8）。

③准备手术转运床（包括床单、吊杆、被子）。

④医辅人员推转运床至手术患者所在科室护士站，核对手术患者病历，包括患者基本信息（姓名、性别、年龄、床号、ID号）、主要诊断、手术方式。

⑤与病房责任护士交接手术患者术中用药、特殊手术用物、影像学资料等。

⑥与责任护士共同到患者床旁核对患者信息、手术部位、腕带标识，并询问

患者术前用药执行情况、禁食水情况、大小便情况、皮肤准备情况、有无义齿和金属物品、有无发热等影响手术的情况，确认无误后由医辅人员和病房责任护士共同在"手术患者接送登记本"上签字。

⑦将转运车平行放于病床旁，锁定转运车，根据患者情况自行转移或请医生、护士、家属共同将患者转移至转运车上，动作轻柔，注意保护患者安全，盖好被子，固定好床档。

⑧于患者头侧推转运床，速度适宜，注意观察患者状态，有无不适，保护患者安全。将患者推至手术部与等候的夜班护士交接患者，共同核对患者信息、手术间号，确认无误后由夜班护士在"手术患者接送登记本"上签字。危重手术患者由医生护士一同护送入手术部。

⑨给患者戴手术室专用帽，挂手术间号牌，由夜班护士送进手术间与手术间巡回护士核对患者信息、手术部位、腕带标识、手术间号，交接带入物品，确认无误后共同将患者移至手术床。

⑩启动"手术安全核对流程"手术医生、麻醉医生、巡回护士共同再次核对。

表3-8　手术患者接送登记本

接□		送□				年	月	日
姓名		科室		性别		手术间号		
ID号		床号		年龄		手术部位		
清醒□　昏迷□　躁动□				手术名称				

项目	带入物品		带出物品		项目	带入物品		带出物品	
	有	无	有	无		有	无	有	无
住院病历					活动义齿				
影像资料					术前针				
术中用药					饰品				
其他物品					替他物品				
接送人员 签名			病房护士 签名			手术室护士 签名			

转运方式：转运床□　轮椅□　走路□　抱送□　其他：_____

备注：

（2）术后患者返回病房交接流程

①由巡回护士、麻醉医生、手术医生、医辅人员共同将患者转移至转运车

上，盖好病号服和被子，系好约束带、固定好护栏，注意保暖。

②巡回护士与医辅人员交接患者的病历、影像学资料、衣物、特殊物品等，确认无误后由巡回护士在"手术患者接送登记本"上签字。

③由医辅人员和麻醉医生、手术医生共同护送患者，推车时要平稳，注意观察患者的液体、病情、呼吸、脉搏等的变化，及时询问有无不适。

④与病房责任护士共同核对患者信息，交接患者的病历、影像学资料、衣物、特殊物品等，协助责任护士检查各种管路和皮肤（注意保护患者隐私），确认无误后由医辅人员和病房责任护士共同在"手术患者接送登记本"上签字。

3. 操作评分　见表 3 - 9。

表 3 - 9　转运患者流程评分表

项目	评分标准	总分	评分等级				得分
			A	B	C	D	
准备	1. 按手术室要求着装，洗手戴口罩，穿外出衣，换外出鞋，佩戴胸卡，精神饱满，报告声音洪亮	10	2	1	0	0	
	2. 备齐用物		5	3	1	0	
操作步骤	1. 根据手术通知单填写"手术患者接送登记本"，字迹工整，内容正确，无漏项	85	5	3	1	0	
	2. 检查转运床性能，方法正确		5	2	1	0	
	3. 在手术患者所在科室护士站核对手术患者病历，方法正确		5	2	1	0	
	4. 与病房责任护士进行交接，方法正确，物品无遗漏		5	2	1	0	
	5. 与责任护士共同到患者床旁，核对内容正确，询问患者内容正确，无遗漏		5	2	1	0	
	6. 与病房责任护士共同在"手术患者接送登记本"上签字		5	1	0	0	
	7. 协助患者转移至转运车上，动作轻柔，方法正确，未发生意外伤害		5	1	0	0	
	8. 推车方法正确，速度适宜，注意观察患者状态		10	1	0	0	
	9. 将患者推至手术部与等候的夜班护士交接患者，方法正确，物品无遗漏		5	1	0	0	
	10. 夜班护士在"手术患者接送登记本"上签字		5	1	0	0	
	11. 手术结束，与巡回护士交接患者的病历及物品，无遗漏		5	1	0	0	
	12. 由巡回护士在"手术患者接送登记本"上签字		5	2	1	0	
	13. 推转运床时要平稳，注意观察患者的液体、病情、呼吸、脉搏等的变化，及时询问有无不适		10	2	1	0	
	14. 与病房责任护士共同核对患者信息，交接患者的病历等物品，无遗漏		5	2	1	0	
	15. 与病房责任护士共同在"手术患者接送登记本"上签字		5	1	0	0	

续表

项目	评分标准	总分	评分等级				得分
			A	B	C	D	
理论	理论答题正确得3分，基本正确2分，不正确0分	5	5	3	1	0	
	总分	100					

【注意事项】

1. 护送手术患者时，注意患者头部、颈部和脊柱应处于一直线；四肢都不得伸出车栏以外，防止意外伤害；保持呼吸道通畅；护送途中注意病情变化。

2. 加好床档，酌情使用安全带，特别是躁动的患者，防止坠床。

3. 医辅人员应位于患者头端推车，注意保护患者头部并利于观察病情。

4. 步行入手术室的患者应换鞋、更衣。

5. 眼科局麻手术可选择使用轮椅转运患者。

（熊　岩　徐　欣）

第九节　术中取血与输血

术中输血是指在手术中输入血液（包括自体血以及异体全血、红细胞，血小板、新鲜冰冻血浆和冷沉淀等）。术中失血（15ml/kg以上）致血容量低下者，应输用全血补充；凝血异常者，除输入新鲜血外，还应着重输入有关凝血因子，如血小板、第Ⅷ因子等。

【操作目的】

补充血容量，以维持循环的稳定；改善贫血，以增加组织携氧能力；提高血浆蛋白，以增强胶体渗透压；增加免疫力和凝血能力。

【操作步骤】

1. 操作准备

（1）着装整洁规范，符合手术室要求，洗手戴口罩。

（2）用物准备　取血箱、取血单、病历（内有血型单）、0.9%氯化钠溶液、输血器。

2. 操作步骤

（1）麻醉医生根据术中患者病情及失血情况确定血液制品类型及数量，开具取血单，巡回护士与血库联系后，由取血护士携带病历、取血单、取血箱去血库取血。

（2）在血库由取血护士与发血者根据病历内血型单和取血单共同查对发血单和血袋上的患者科室、姓名、性别、年龄、床号、住院号、血型（包括 Rh 因子）、交叉配血结果、血液成分、血袋号、血量、采血时间、血液有效期、血液颜色、外观、包装完整性，分别签字确认。

（3）取血护士取回血后与巡回护士、麻醉医生共同来到患者床旁核对病历、患者"腕带"信息，并再次核对发血单与血袋信息，核对无误后，开始输血操作。

（4）取 0.9% 氯化钠溶液连接输血器预冲输血管，输入适量生理盐水后，无菌操作下将输血器插入血袋内，调节输血速度，输血速度依病情而定。

（5）观察有无输血反应（若发生一般输血反应，则减慢或停止输血；若发生严重输血反应应立即停止输血，进行对症处理，并报告输血科，将输血器及血袋及时送至输血科，由输血科进行检测、检查、开展医学溯源，并做完整记录）。

（6）输血完毕后再输入少量 0.9% 氯化钠溶液冲管。

（7）若无输血反应，输血器、血袋保留 24 小时，按《医疗废弃物管理办法》进行处理。

（8）准确记录输血起始、完毕时间及输血量。

3. 操作评分　见表 3 – 10。

表 3 – 10　术中取血与输血评分表

项目	评分标准	总分	评分等级				得分
			A	B	C	D	
准备	1. 按手术室要求着装，洗手戴口罩，精神饱满，报告声音洪亮	10	2	1	0	0	
	2. 备齐用物、放置合理		8	4	2	0	
操作步骤	1. 检查所有物品灭菌结果、有效期及是否漏气	70	3	2	1	0	
	2. 与麻醉医生确认血液制品类型及数量		3	2	1	0	
	3. 与血库联系所述内容正确、齐全		3	2	1	0	
	4. 去血库取血所带物品正确、齐全		3	2	1	0	
	5. 与发血者共同核对内容准确、齐全，并确认签字		10	5	2	0	

续表

项目	评分标准	总分	评分等级				得分
			A	B	C	D	
操作步骤	6. 取血后必须立即送到手术间并尽量减少血液震荡	70	3	2	1	0	
	7. 与麻醉医生共同核对内容准确、齐全		10	5	2	0	
	8. 连接 0.9% 氯化钠溶液和输血器预冲输血管方法正确，无污染		3	2	1	0	
	9. 将输血器插入血袋内方法正确，无污染		3	2	1	0	
	10. 正确调节输血滴速		4	2	1	0	
	11. 两袋血之间输入 0.9% 氯化钠溶液冲洗管路，方法正确		3	2	1	0	
	12. 术中如遇输血反应，处理方法正确（口述）		10	5	2	0	
	13. 除紧急情况下，未向血液制品和输血管路中添加任何其他溶液或药物		3	2	1	0	
	14. 输血完毕，冲管方法正确		3	2	1	0	
	15. 若无输血反应，输血器、血袋保留方法，时间正确		3	2	1	0	
	16. 准确记录输血起始、完毕时间及输血量		3	2	1	0	
无菌操作	1. 操作正确，动作迅速	15	5	3	1	0	
	2. 无菌观念强，操作无污染		5	3	1	0	
	3. 观察，处理故障正确		5	3	1	0	
理论	理论答题正确得 3 分，基本正确 2 分，不正确 0 分	5	5	3	1	0	
总分		100					

【注意事项】

1. 取血后必须立即送到手术间并尽量减少血液震荡。

2. 严格执行查对制度，输血前与麻醉医生共同查对，查对无误后方可使用。

3. 严禁向血液制品和输血管路中添加任何其他溶液或药物，以防发生不良反应。

4. 两袋血之间应输入 0.9% 氯化钠溶液冲洗管路。

5. 开始输血后，应密切观察患者有无输血反应，如出现输血不良反应，应立即停止输血，并保留剩余血液备查。

6. 为保证患者输血安全，输血完毕后血袋必须保留 24 小时。

（熊　岩　徐　欣）

第十节　术中快速冰冻送检流程

冰冻切片是一种在低温条件下使组织快速冷却到一定硬度，然后进行切片的方法。因其制作过程较石蜡切片快捷、简便，而多应用于手术中的快速病理诊断。病理诊断的正确与否直接关系到手术台上处理患者的下一个步骤，如乳腺肿块切除后的冰冻报告是良性的纤维腺瘤，则可宣告手术结束；如冰冻报告是乳腺癌，就需要进一步扩大手术范围，切除整个乳房及腋窝淋巴结。冰冻切片病理诊断对手术治疗有重大帮助和指导意义，诊断要力求正确、迅速和可靠。然而，快速冰冻切片要在如此之短的时间内做出诊断，难度相当高，取材有局限性，制作切片的质量也不如常规石蜡切片高。因此，冰冻切片的确诊率比常规切片低，有一定的延迟诊断率和误诊率，事后仍需用常规石蜡切片对照和存档。

【操作目的】

手术过程中确定病变是否为肿瘤；判断肿瘤的良恶性；了解肿瘤有无播散到邻近淋巴结或脏器；确定手术切缘有无肿瘤浸润，以了解手术范围是否足够大；帮助识别手术中某些意外和确定可疑微小组织（如甲状旁腺、输卵管或输精管等）；取新鲜组织供激素受体测定、肿瘤药敏试验、电镜检查和分子生物学检查等特殊需要。

【操作步骤】

1. 操作准备

（1）着装整洁规范，符合手术室要求，洗手戴口罩。

（2）用物准备　病历（内有手术中冰冻切片快速病理检查知情同意书及会诊意见、病理（冰冻）标本送检单）、标本袋、病理（冰冻）登记本。

2. 操作步骤

（1）根据手术情况提前或临时打印"手术中冰冻切片快速病理检查知情同意书及会诊意见"和"病理（冰冻）标本送检单"，并有患者或家属和手术医生的签字。

（2）手术医生根据手术情况取需要送快速冰冻的标本交由器械护士，并告知其解剖位置。

（3）器械护士用弯盘接取冰冻标本，并协助巡回护士将标本装于标本袋中，注意无菌操作。

（4）巡回护士将病历中"手术中冰冻切片快速病理检查知情同意书及会诊意见"和"病理（冰冻）标本送检单"取出，核对患者信息，并确认有患者或家属和手术医生的签字。与器械护士核对冰冻标本名称，将与之相应的"病理（冰冻）标本送检单"条形码剪下并贴于标本袋上。

（5）电话联系外送人员。

（6）核查并确认"手术中冰冻切片快速病理检查知情同意书及会诊意见""病理（冰冻）标本送检单"和标本袋信息一致，交于外送人员。

（7）填写病理（冰冻）登记本（包括日期、科室、患者姓名、病案号、标本名称、数量、交接时间）双方签名。

（8）由外送人员送至病理科。

（9）巡回护士在电脑上接收快速冰冻结果并通知手术医生，由手术医生在电脑前确认后决定下一步的手术方案。

3. 操作评分 见表3-11。

表3-11 术中快速冰冻送检评分表

项目	评分标准	总分	评分等级				得分
			A	B	C	D	
准备	1. 按手术室要求着装，洗手戴口罩，精神饱满，报告声音洪亮	10	5	3	1	0	
	2. 备齐用物、放置合理		5	3	1	0	
操作步骤	1. 器械护士接取冰冻标本正确	60	10	5	1	0	
	2. 器械护士协助巡回护士将标本装于标本袋时，方法正确无污染		10	5	1	0	
	3. 正确核对"手术中冰冻切片快速病理检查知情同意书及会诊意见"和"病理（冰冻）标本送检单"信息并确认签字		5	3	1	0	
	4. 巡回护士与器械护士核对冰冻标本名称正确		5	3	1	0	
	5. 正确粘贴条形码		5	3	1	0	
	6. 及时电话联系外送人员		5	3	1	0	
	7. 核查并确认"手术中冰冻切片快速病理检查知情同意书及会诊意见""病理（冰冻）标本送检单"和标本袋信息一致，交于外送人员		5	3	1	0	
	8. 正确填写病理（冰冻）登记本，并双方签名		10	5	1	0	
	9. 及时在电脑上查收冰冻结果，并通知手术医生查看		5	3	1	0	

续表

项目	评分标准	总分	评分等级				得分
			A	B	C	D	
无菌操作	1. 操作正确，动作迅速	25	10	5	1	0	
	2. 无菌观念强，操作无污染		10	5	1	0	
	3. 记录标本解剖位置准确		5	3	1	0	
理论	理论答题正确得 3 分，基本正确 2 分，不正确 0 分	5	5	3	1	0	
总分		100					

【注意事项】

1. 器械护士使用弯盘接取冰冻标本时，应注意使用无菌干燥的空弯盘，其内不可垫纱巾或纱布等物。

2. 器械护士协助巡回护士将标本装于标本袋时应注意无菌操作，器械护士不可接触非无菌物品，巡回护士不可接触无菌物品。

3. 需要送快速冰冻时，巡回护士要及时联系外送人员，及时查收冰冻结果。

4. 快速冰冻结果必须由手术医生亲自确认，不可由他人转达。

（熊　岩　徐　欣）

第十一节　心肺复苏术

心肺复苏是指对早期心跳、呼吸骤停的患者，通过采用人工循环、人工呼吸、电除颤等方法帮助其恢复自主心跳和呼吸，它包括基本生命支持、高级生命支持、心脏骤停后的综合管理三个环节。患者呼吸停止、意识丧失、颈动脉搏动消失即可诊断为呼吸心搏骤停。心搏骤停一旦发生，如得不到及时地抢救复苏，4～6 分钟后就会造成患者脑和其他人体重要器官组织的不可逆损害，因此，心搏骤停后的心肺复苏必须在现场立即进行。

【操作目的】

心肺复苏的目的是开放气道、重建呼吸和循环，以人工呼吸代替患者的自主呼吸，以胸外心脏按压形成暂时的人工循环并诱发心脏的自主搏动，以徒手操作来恢复猝死患者的自主循环、自主呼吸和意识，抢救突然发生意外造成心搏骤停的患者，使患者的脑细胞因有氧持续供应而不致坏死。

【操作步骤】

1. 操作准备

（1）着装整洁规范，符合手术室要求，洗手戴口罩。

（2）用物准备　护理记录单、脚踏凳、不显影纱布、手术间挂钟及吸引器、监护仪、麻醉机（各种管路连接完好，处于备用状态）、除颤仪、口咽通气道、气管插管（根据患者情况备所需型号）等抢救设备。

2. 操作方法

（1）术中若发现患者呼吸、心搏骤停，应立即停止手术，实施心肺复苏术。如为局麻患者，轻拍、呼叫患者无反应，判断呼吸和颈动脉搏动（颈动脉搏动判断方法：右手示指和中指并拢，沿患者的气管纵向滑行至喉结处，在旁开 2～3cm 处停顿触摸颈动脉，计数大于 5 秒小于 10 秒），如确定患者无呼吸或仅是喘息（即呼吸不正常），不能在 10 秒内明确感觉到脉搏，应立即通知麻醉医生准备抢救物品，连接氧气装置，打开氧气流量表开关，调节氧流量至 8～10L/min，并记录抢救时间。

（2）掀开无菌单，去掉体位垫，将患者置于复苏体位，暴露患者胸部，进行胸外心脏按压 30 次（按压部位及方法：两乳头连线的中点或用食指和中指触及肋下缘，向上滑动至剑突，再向上移动两横指；一手掌根部放于按压部位，另一只手平行重叠于此手背上，两手手指紧紧相扣，手指不触及胸壁，只以掌跟部接触按压部位，双臂位于患者胸骨的正上方，双肘关节伸直，以髋关节为支点运动，利用上身重量垂直下压。按压频率 100～120 次/分；按压深度至少 5cm，但不超过 6cm；按压与放松比为 1：1）。除颤仪准备好后，立即协助医生除颤。

（3）协助麻醉医生使用纱布或吸引器清除口鼻分泌物，检查有无义齿，有义齿者取下义齿。

（4）协助麻醉医生开放气道（托举双颌法），人工通气，加压给氧（方法：一手以 EC 手法固定面罩，一手挤压气囊，按压、放气时间比为 1：1，潮气量 400～600ml），气管插管，有高级气道的按压与通气比：以 100～120 次/分的速率持续按压，每 6 秒给予 1 次呼吸（每分钟 10 次呼吸）。

（5）如未建立高级气道，胸外心脏按压与人工通气次数比为 30：2，循环 5 个周期后，根据监护仪判断心跳、血压已恢复。

（6）协助麻醉医生进行后续高级生命支持，应用血管活性药物进一步心肺功能复苏，或者使用低温、快速静滴甘露醇等措施进行脑复苏。

3. 操作评分 见表 3 – 12。

表 3 – 12 心肺复苏术评分表

项目	评分标准	总分	评分等级				得分
			A	B	C	D	
准备	1. 按手术室要求着装，洗手戴口罩，精神饱满，报告声音洪亮	7	2	1	0	0	
	2. 备齐用物、各种仪器设备性能良好，处于备用状态		5	3	1	0	
操作步骤	1. 判断患者意识、颈动脉搏动部位、方法正确（右手食指和中指并拢，沿患者的气管纵向滑行至喉结处，在旁开 2～3cm 处停顿触摸颈动脉），计数大于 5 秒小于 10 秒	73	10	5	2	0	
	2. 通知麻醉医生，打开氧气流量表开关，调节氧流量至 8～10L/min		3	2	1	0	
	3. 记录抢救时间		2	1	0	0	
	4. 将患者置于复苏体位		3	2	1	0	
	5. 胸外心脏按压 30 次		5	3	1	0	
	6. 胸外心脏按压部位选择正确（两乳头连线的中点或用食指和中指触及肋下缘，向上滑动至剑突，再向上移动两横指）		5	3	1	0	
	7. 胸外心脏按压方法正确（一手掌根部放于按压部位，另一只手平行重叠于此手背上，两手手指紧紧相扣，只以掌跟部接触按压部位，双臂位于患者胸骨的正上方，双肘关节伸直，利用上身重量垂直下压）		5	3	1	0	
	8. 胸外心脏按压深度至少 5cm，但不超过 6cm		5	3	1	0	
	9. 胸外心脏按压频率 100～120 次/分（每组按压时间≤18 秒，每个循环不合标准扣 1 分）		5	3	1	0	
	10. 胸外心脏按压与放松比为 1∶1		5	3	1	0	
	11. 有效按压≥95%（有效按压 150 次得 10 分，每少 5 次扣 1 分）		10	7	4	0	
	12. 协助麻醉医生使用纱布或吸引器清除口鼻分泌物，检查有无义齿，有义齿者取下义齿		2	1	0	0	
	13. 协助麻醉医生开放气道方法正确（托举双颌法），有效开放气道		2	1	0	0	
	14. 协助麻醉医生加压给氧方法正确（方法：一手以 EC 手法固定面罩，一手挤压气囊，按压、放气时间比为 1∶1，潮气量 400～600ml）		2	1	0	0	
	15. 胸外心脏按压与正压通气次数比为 30∶2，循环 5 个周期		5	3	1	0	
	16. 根据监护仪判断心跳、血压恢复		2	1	0	0	
	17. 协助麻醉医生进行后续高级生命支持		2	1	0	0	

续表

项目	评分标准	总分	评分等级				得分
			A	B	C	D	
熟练程度	1. 操作熟练、动作规范，程序流畅	15	5	3	1	0	
	2. 侧重于急救意识，反应敏捷，关心体贴患者，注意保暖，有真实感		5	3	1	0	
	3. 全程操作时间小于3分钟，每超过30秒扣1分，超过1分钟后面步骤不得分		5	3	1	0	
理论	理论答题正确得3分，基本正确2分，不正确0分	5	5	3	1	0	
总分		100					

【注意事项】

1. 人工通气时送气量不宜过大，胸廓稍有起伏即可。吹气时间不宜过长，过长会引起急性胃扩张、胃胀气和呕吐。通气过程要注意观察患者气道是否通畅，胸廓是否被吹起。

2. 未建立高级气道时，严格按照胸外心脏按压与人工通气次数的比例30∶2操作，按压与通气的次数过多和过少均会影响复苏的成败。

3. 胸外心脏按压的位置必须准确，每次按压前均应定位，位置不准确容易损伤其他脏器。

4. 胸外心脏按压时要确保足够的频率和深度，按压不宜中断，中断时间限制在10秒以内，每次胸外按压后均要保证胸廓的充分回弹，使心脏血液回流顺畅，切忌按压后依靠在患者胸上。

5. 胸外心脏按压时，双肘关节伸直，肩、肘、腕在一条直线上，并与患者身体长轴垂直，以髋关节为支点运动，利用上身重量垂直下压，按压时手掌掌根不能离开按压部位。按压的力度要适宜，过猛易使胸骨骨折，引起气胸；按压的力度过轻，胸腔压力小，不足以推动血液循环。

6. 胸外心脏按压的部位。儿童（1岁至青春期）与成人是胸骨的下半部，两乳头连线与胸骨交叉点的中点；婴儿（不足1岁，除新生儿以外）是胸部中央，两乳头连线中点正下方。深度：成人胸骨下陷至少5cm，但不超过6cm；儿童至少为胸部前后径的1/3，大约5cm；婴儿至少为胸部前后径的1/3，大约4cm。频率：成人、儿童、婴儿均为100～120次/分。胸外心脏按压与人工通气次数比例：成人为30∶2；儿童和婴儿单人施救为30∶2，双人施救为15∶2。方法：成人为双手按压；儿童为双手或单手按压；婴儿为两指按压，按压与放松比例均为1∶1。

7. 协助麻醉医生进行后续高级生命支持时，应注意观察患者的生命体征及尿量变化。

（熊　岩　徐　欣）

第四章 手术室常用仪器设备的使用

第一节 电动手术床操作

电动手术床以电动液压为动力，由控制开关、调速阀和电磁阀组成主体的控制结构，通过电动液压齿轮泵提供液压动力源，控制各个方向液压油缸的往复运动，并通过遥控器按键控制手术床进行各种位置的变换，如升降、左右倾、前后倾、腰背部升降、移动固定等功能，摆放各种手术体位，满足不同手术要求。手术床面一般可分为头板、背板、坐板和腿板等，一般配备有遥控器、电源线、头架、支臂板、麻醉杆、前后挡板、腿架、夹头等，以协助体位调整，其板、架等都配有专门的海绵垫，以保证患者的舒适，满足手术需求，同时配备不同的约束带，以保护患者术中避免从手术床上坠落（图4-1）。

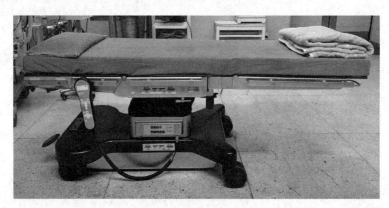

图4-1 电动手术床

【操作目的及应用范围】

手术床的基本作用是调整手术体位，暴露手术野，使手术顺利进行。手术室常用的体位有5大类，依次为仰卧位、俯卧位、侧卧位、截石位和坐位。电动手术床适用于头颈部、胸腹部、四肢和骨盆部等各部位手术，符合人体解剖学特点及医疗护理的需要。

【操作步骤】

1. 操作准备

（1）着装整洁规范，符合手术室要求，洗手戴口罩。

（2）用物准备 电动手术床及其相关配件。

2. 操作方法

（1）评估手术床的完好性、安全性，电源、遥控器是否处于正常备用状态，按下遥控器面板上的电源开关，以进入操作准备阶段。

（2）正确启动与释放底座刹车，固定手术床。

（3）手术床使用前一般在最低位置，可以行走的患者扶其上手术床，并告知手术床较窄，勿乱动以防坠床；需用平车接送的患者，将平车推入手术间，并调整手术床高度，使平车与手术床平行，方便患者平移到手术床。

（4）根据手术和麻醉要求摆放体位，观察患者体位是否符合要求，并妥善固定。

【注意事项】

1. 防止意外伤害。

2. 遥控器应挂在手术床侧面导轨上，其线路应避免夹伤、压伤，防止线路损坏。

3. 勿放重物于电源线上或让推车压过电源线。

4. 勿让患者坐于手术床的头板、支臂板或腿板上，过重压力可造成配件弯曲、损坏。

5. 勿将物品、配件或重物放于手术床底座的外盖上。

6. 勿使用清洁剂和清水喷洒或冲洗底座，防止内部的电气控制系统短路损坏、零部件生锈或故障。

7. 合理摆放手术体位，提前做好应对工作，如体位垫的使用、重要关节的保护，不可过分牵引关节。

【设备维护与保养】

1. 购买手术床时尽量统一品牌，以减少使用和管理的混乱，同时配件也可通用，避免重复配置，浪费资源。

2. 做好配件管理，不使用时应有序地放置在专用架上，定期检查，以防遗失和损坏。

3. 掌握电动手术床的正确使用方法和不同零部件的用途及安装方法。

4. 定期检查电动手术床的功能。由专业人员做好保养工作，确保手术需要。电动手术床需每周充电一次，每次 12 小时，以方便术中使用。

5. 每半年进行一次手术床的彻底维护与保养。

（沈正礼　王思亮）

第二节　手术无影灯操作

手术无影灯是手术室重要的医疗设备之一，手术无影灯一般由单个或多个灯头组成，系定在悬臂上，能做垂直或旋转移动。悬臂通常连接在固定的结合器上，并可围绕其旋转（图 4 - 2）。手术无影灯采用可以消毒灭菌的手柄作灵活定位，并具有自动刹车和停止功能以操纵其定位，使手术无影灯能在手术部位的上方和周围，保持适合的空间。灯头提供了非常大的照明表面积，遮挡物所造成的阴影可以轻而易举地从周边照明得到补偿，从而达到较理想的阴影控制，帮助医生清晰地分辨病灶组织，顺利地完成手术。

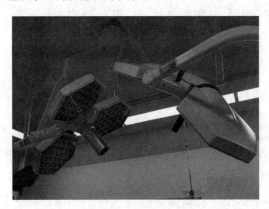

图 4 - 2　手术无影灯

【操作目的及应用范围】

手术无影灯用来照明手术部位。由于实施手术者的头、手和器械均可能对手术部位造成干扰阴影，因而手术无影灯就应设计得能够尽量消除阴影，并能将色彩失真降到最低程度。此外，手术无影灯还需能长时间地持续工作而不散发出过量的热，因为过热不仅会使手术者不适，也会使处于手术区域中的组织干燥。

【操作步骤】

1. 操作准备

（1）着装整洁规范，符合手术室要求，洗手戴口罩。

（2）用物准备　手术无影灯。

2. 操作方法　现代手术无影灯操作简便，术中对准手术部位，根据手术要求调整亮度。

【注意事项】

1. 手术无影灯应固定在功能位，保持平衡，禁止倒置。

2. 经常检查手术无影灯螺丝是否松动，防止发生坠落。

3. 调节手术无影灯亮度时应由弱到强，禁止一次性开到最大档位，容易损伤灯泡；关闭时则相反。

4. 手术结束应将手术无影灯亮度调到最弱，再关闭电源开关。

5. 手术无影灯必须保持清洁，防止移动时积尘掉入手术部位，移动时避免与其他仪器碰撞。

6. 使用后的调节灯柄根据材质消毒灭菌待用。

【设备维护与保养】

1. 由专业人员维修手术无影灯。如有灯泡不亮及时请专业人员更换。非专业人员勿随意拆卸手术无影灯或控制电路。

2. 手术无影灯应保持清洁，经常擦拭，避免使用含氯溶液或乙醇、汽油等有机溶剂擦拭手术无影灯。

3. 每月检查备用电源系统（电池）是否正常。

4. 灯泡寿命平均1000小时。

5. 每半年进行一次手术无影灯的彻底维护与保养。

（沈正礼　王思亮）

第三节　高频电刀操作

　　高频电刀（高频手术器）是一种取代机械手术刀进行组织切割的电外科器械设备（图4-3）。利用300~500Hz高频电流释放的热能和放电对组织进行切割、止血。利用刀笔尖端部位对所接触的组织产生瞬间烧灼现象，以达到电切或电凝的效果。电流在电刀的刀尖形成高温、热能和放电，使接触的组织快速脱水、分解、蒸发、血液凝固，实现分解组织和凝血作用，达到切割、止血的目的。高频电刀主要有两种工作模式：单极和双极。

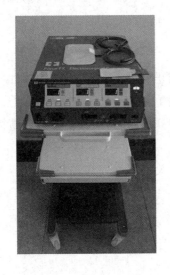
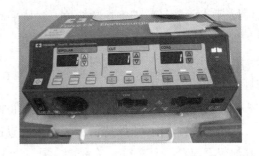

图4-3　高频电刀

一、单极电刀

【操作目的及应用范围】

适用于所有外科和皮肤科以及牙科等各方面手术。

【操作步骤】

1. 操作准备

（1）着装整洁规范，符合手术室要求，洗手戴口罩。

（2）用物准备　高频电刀主机、负极板、单极电刀笔。

2. 操作方法

（1）连接电源线、负极板线路。

（2）接通电源，开机自检，根据说明书和手术选择合适的输出功率。

（3）电刀负极板粘性端贴于患者肌肉丰富的合适部位，另一端插头插在电刀上负极板插孔中。

（4）连接电刀笔及机器，开机自检，显示负极板安装正确，无报警指示后，调节输出功率。

（5）使用完毕，应先关闭主机开关，再拔下电刀线，揭除负极板，检查负极板下皮肤，将线路盘好备用，并做好记录。

【注意事项】

1. 选择合适的负极板。为避免在电流离开患者返回高频电刀时继续对组织加热以致灼伤患者，负极板必须具有相对大的和患者相接触的面积，以提供低阻抗和低电流密度的通道。

2. 负极板安放位置正确，粘贴于易于观察的部位、平坦肌肉区、血管丰富区、剔除毛发的清洁干燥皮肤；负极板距 ECG 电极 15cm 以上；尽量接近手术切口部位（但不小于 15cm），以减小电流环路。还应避免电流环路中通过金属植入物、起搏器、心电图电极等。负极板安放位置见图 4-4。

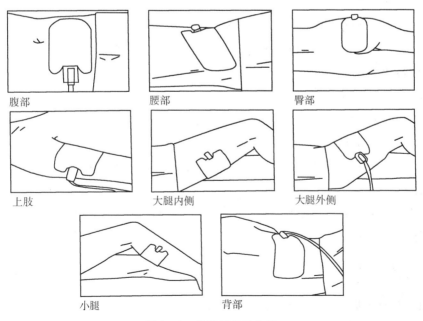

图 4-4 负极板安放位置

3. 一次性负极板需保持平整，禁止切割和折叠，防止局部电流过高或漏电。负极板要一次性使用，防止交叉感染和影响性能。

4. 手术室中不得有易燃易爆的气体、液体或其他物质，因为高频电刀手术中会产生火花、弧光，易燃易爆物遇火花、弧光会发生燃烧或爆炸。

5. 安装心脏起搏器的患者禁止使用高频单极电刀。

二、双极电刀

【操作目的及应用范围】

双极电刀是一种电子式射频电流发生器，双极镊与组织接触良好，电流在双极镊的两极之间经过，其深部凝结呈放射状传播。相关组织变成浅棕色小焦痂，不会形成明显的电弧。在干燥或潮湿的术野中均能取得良好的电凝效果。双极电刀基本无切割功能，主要是凝血功能，对周围组织影响较小。主要应用于神经外科、颌面外科、整形外科、骨科的脊椎或脊髓手术、耳鼻喉等精细组织和部位的手术，也适用于安装心脏起搏器的患者。

【操作步骤】

1. 操作准备

（1）着装整洁规范，符合手术室要求，洗手戴口罩。

（2）用物准备　高频电刀主机、双极电凝、脚踏控制板。

2. 操作方法

（1）接通电源线，连接脚踏控制板，放于术者脚下。

（2）开机自检，按手术和术者需求设置输出功率。

（3）连接双极电凝插头。

（4）双极镊夹住组织或出血点后，使用脚踏控制板电凝止血，然后松开脚踏控制板。

（5）使用完毕，应先关闭主机电源开关，再拔电源插头。使用后将线路盘好备用，并做好记录。

【注意事项】

1. 由于电极的两极之间已经形成回路，所以无须使用负极板。

2. 使用双极镊时不断用生理盐水冲洗，目的是保持组织湿润、无张力；保持手术野洁净，避免高温影响周围的重要组织和结构；减少组织形成焦痂与电凝镊的粘附。

3. 每次电凝时间为0.5秒，可重复多次，直到达到电凝效果，间断电凝比连续电凝更能有效地防止镊子与组织或焦痂的连接，避免损伤。

4. 及时清除双极镊上的焦痂，用湿纱布或专用无损伤布擦除双极镊上的焦痂，不可用锐器刮除，否则会损伤镊尖的银铜合金。

5. 镊子的两尖端应保持一定距离，不可相互接触而形成电流短路，失去电凝作用。

6. 在重要组织结构（如脑干、下丘脑等）附近电凝时，电凝输出功率要尽量小。

7. 脚踏控制板在使用前应套上防水保护套，防止术中的血液及冲洗液弄湿脚踏控制板而难以清洁，或导致电路故障和短路。

8. 双极镊尖精细，在使用、清洁、放置时要注意保护镊尖，勿与其他重物一同存放。

【设备维护与保养】

1. 做好日常维护与保养，出现问题及时请专业人员处理。

2. 切忌盲目增大电刀的输出功率，以刚好保证手术效果为限。

3. 手控开关和脚踏控制板最好为密封型，防止液体进入开关使电刀误动作灼伤有关人员。

4. 机器内部应进行防潮处理，保证仪器的绝缘性和隔离性。

5. 每半年进行一次高频电刀的彻底维护与保养。

（沈正礼 王思亮）

第四节 负压吸引装置操作

负压吸引装置（吸引器）由一次性使用的收集软袋和可重复使用的硬罐以及不锈钢的支架组成，一次性使用的软袋容积为2800ml，由导管、密封盖、倾倒口、滤清器、自动止流阀和抗泡沫剂组成（图4-5）。

【操作目的及应用范围】

吸引器是临床各科常用必备的抢救仪器，在手术室使用更加频繁，吸引器吸力的大小直接关系到手术的进程。吸引器用于吸引手术视野中血液、渗出物、脓液、冲洗液、空腔脏器中的内容物，使手术视野清晰，减少污染机会，还可用于吸出全麻患者痰液。

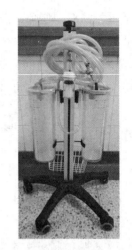

图 4 - 5 　负压吸引装置

【操作步骤】

1. 操作准备

（1）着装整洁规范，符合手术室要求，洗手戴口罩。

（2）用物准备　负压吸引装置、一次性收集软袋。

2. 操作方法

（1）将吸引器金属接头插入墙壁上吸引孔内，用力插入听到"咔嗒"声即可。

（2）连接台上吸引管即可用。

（3）手术结束后，去除吸引管、连接管，弃去吸引瓶内收集软袋，消毒液擦拭内壁后更换收集软袋待用。

【注意事项】

1. 使用前认真检查负压性能是否良好，各连接管道连接是否正确，保持各管腔清洁通畅，及时清除阻塞。

2. 使用过程中随时观察收集软袋内血液及液体情况，接近瓶身容积的3/4时应及时倒出并记录。

3. 使用结束后，保证吸引瓶清洁干燥，做好吸引器瓶盖孔终末消毒。

4. 吸引器瓶与墙壁上吸引孔之间应有一缓冲瓶，以防术中吸引器收集软袋集满后，液体吸入中心泵内造成中心泵堵塞。

【设备维护与保养】

1. 出现无吸引现象。

（1）手术中经常用通条疏通吸头。

（2）酌情吸引清水以冲洗吸头和吸引管。

（3）骨科手术可将接口剪去后连接于收集袋。

（4）大块组织粘附于吸引管时可用手挤捏吸引管使其脱落。

（5）检查各连接处有无脱落或连接松动，给予妥善连接。

2. 出现倒吸现象。

（1）检查吸引瓶有无裂缝，侧孔有无松动漏气，瓶口密闭情况。

（2）检查墙上中心吸引管道是否堵塞。

（3）更换吸引瓶保证其密闭性，请专业人员疏通墙上中心吸引管道。

3. 机器外表面用消毒液微湿抹布擦拭。

4. 设备不使用时放置于干燥、清洁处。

5. 每半年进行一次负压吸引装置的彻底维护与保养。

（沈正礼　王思亮）

第五节　电动止血带操作

骨科四肢手术常应用电动止血带，最大限度地减少了创面出血，达到了止血、暴露术野的目的，缩短了手术时间。根据手术部位的需要设定压力、时间等各项参数。电动止血带通过高效气压泵快速泵气，从而压迫肢体，暂时阻断血流流向肢体，阻断局部血液循环，提供一个无血的手术视野，同时减少手术出血量，有助于手术操作（图 4-6）。

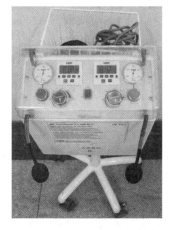 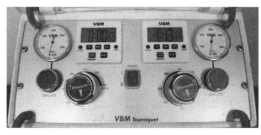

图 4-6　电动止血带

【操作目的及应用范围】

电动止血带有自动加压、自动计时、瞬间放气等功能，能最大化的减少手术出血量，提供无血手术视野，使肌腱、神经等微细结构清晰可见，提高手术效率和手术质量。适用于骨科、烧伤整形、显微外科等各类四肢手术。

【操作步骤】

1. 操作准备

（1）着装整洁规范，符合手术室要求，洗手戴口罩。

（2）用物准备 电动止血带、止血带袖带。

2. 操作方法

（1）根据患者的年龄，上、下肢体选用合适的止血带袖带。

（2）接通电源，连接止血带与主机。

（3）检查机器性能，是否漏气。

（4）调节充气压力，驱血或抬高患肢后旋转按钮充气，一般充气压力为在患者收缩压的基础上增加 100～150mmHg。

（5）设定计时时间，充气完毕按下"Start"键开始工作，进入倒计时状态，通常为 1 小时，倒计时结束后机器自动报警。

（6）手术结束后，按"Stop"键停止，松止血带，应先将调节气量的按钮归零，然后按下"放气"钮，关闭电动止血带总开关，卸下止血带，拔掉电源插头，收好止血带备用。

【注意事项】

1. 掌握电动止血带应用的适应证及禁忌证，如：血栓性静脉炎、肺栓塞、明显的周围血管病、严重的高血压、糖尿病、镰状细胞性贫血、化脓性感染、组织坏死患者禁用，严重挤压伤或远端严重缺血者忌用或慎用。

2. 熟练掌握使用方法及性能，应根据上、下肢选择合适的止血带，选择肌肉丰富的部位，避开皮下脂肪、肌肉少的部位以免损伤神经。止血带绷得不要过紧或过松，以能放进一手指为宜。严格掌握电动止血带的缚扎部位、工作时间与工作压力。

3. 止血带缚扎前患肢局部皮肤保持干燥，防止毛发和杂物卷入，充气后不能旋转止血带以免因剪切力使局部皮肤受损。

4. 消毒术野皮肤时巡回护士应做好防护措施及监督工作，将干纱布衬于切口端的止血带一周，防止消毒液浸入缚扎部位皮肤引起灼伤。

5. 严密观察血压变化。电动止血带降压时可出现血压的变化，甚至发生止血带休克。

【设备维护与保养】

1. 止血带缚扎在肢体近心端，止血带扎紧后需另行绷带固定，防止在充气过程中因压力过大而挣脱。

2. 禁止按键压力过大、过快，以免失灵。

3. 发生断电或无电源时，可用手动充气球手动充气。

4. 电动止血带应每半年检修一次，使用前必须检查阀门连接是否良好。

（沈正礼　王思亮）

第六节　快速压力蒸汽灭菌器操作

快速压力蒸汽灭菌器属于小型压力灭菌器的一种，通过减少蒸汽通透时间，使用达到灭菌的最小参数，从而实现物品快速灭菌效果，主要用于应急物品的灭菌处理。灭菌器可分为下排气、预真空和正压排气三种。快速压力蒸汽灭菌器采用正压脉冲置换法，将空气从卡式盒内彻底排出（图4-7）。按开始键后，蒸汽发生器加热至特定温度，泵入定量蒸馏水，转化成蒸汽。然后蒸汽便自动的注入装有待灭菌器械的卡式盒内，形成蒸汽墙。随着蒸汽有序

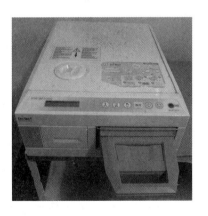

图4-7　快速压力蒸汽灭菌器

的注入，卡式盒内的空气被不断地排出到废水瓶内。快速灭菌器由于无干燥程序，缺乏结果监测和记录，裸露运送存在二次污染问题，不能作为手术器械常规灭菌的首选。

【操作目的及应用范围】

快速压力蒸汽灭菌器适用于口腔科、耳鼻喉科、眼科器械和各种手术器械及

硬性窥镜的快速灭菌，有助于提高工作效率，优化医院和科室的时间管理，减少器械投资。所有能灭菌器械的前提是能够承受134℃、320kPa的器械，有内腔的器械则长度不超过1.2m、内径不小于2mm。

【操作步骤】

1. 操作准备

（1）着装整洁规范，符合手术室要求，洗手戴口罩。

（2）用物准备　快速压力蒸汽灭菌器、卡式盒、蒸馏水、灭菌指示卡。

2. 操作方法

（1）打开电源，机器自检。检查水箱水位，按需要添加蒸馏水。

（2）取出卡式盒，一只手握住卡式盒的手柄向外平拉，当卡式盒的提手完全暴露时，抓住提手，两手协同抽出卡式盒。

（3）打开卡式盒，将其平放于台面上。双手放于手柄两侧同时稍用力打开，不可上下硬掰手柄前端。

（4）放入待灭菌物品及指示卡。

（5）关闭消毒盒并送入卡仓内。一只手握住卡式盒手柄，另一只手提起卡式盒的提手，将卡式盒的后部插入卡仓内，再把提手放于盒的前部，轻轻向卡仓内推动卡式盒，直到听到"咔嗒"一声轻响，不可用力过猛。

（6）根据待灭菌物品材质选择程序模式（表4－1）。

表4－1　卡式压力蒸汽灭菌器的灭菌循环说明表

循环	非包裹	橡胶/塑料
灭菌时间	3.5min	15min
灭菌温度	134℃	121℃
总循环时间	6min	24min

（7）按"开始"键开始灭菌过程，灭菌结束后按上述方法取出卡式盒并用专用推车运送至相应手术间。

（8）卡式脱离，在不使用的时候，松开消毒盘，解开消毒盘，抓住手柄推出直到有到3/4的距离，保证内表面的干燥。

【注意事项】

1. 灭菌参数（如时间、温度）由灭菌器性质、灭菌物品材料性质（带孔、不带孔）、是否裸露而定。

2. 使用卡式盒时须轻拿轻放，将卡式盒插入机器时要慢慢推入。禁止将卡式盒放在机器上面。

3. 物品灭菌时，宜裸露并盛放于卡式盒或专用灭菌容器内，注意卡式盒内器械的摆放要求，每层放置 1 片化学指示卡。

4. 灭菌循环完成后要再按一次"Stop"键。

5. 灭菌后运送途中避免物品污染，4 小时内使用，不可储存。

6. 工作结束后，关闭电源开关。

【设备维护与保养】

1. 蓄水箱定期清洗（每个月要排空一次水箱，否则会产生内毒素）。

2. 经常检查细菌过滤器的颜色（每 6 个月定期更换空气和生物过滤器）。

3. 经常注意机器下方及卡式盒承托框架内是否积水。

4. 注意排气管不可压折。

5. 密封圈的保养。

（1）经常使用中性皂液护理密封圈。

（2）密封圈老化，须及时更换。安装前先将盒盖安放密封圈的槽清理干净，将密封圈涂上一层中性润滑剂，再进行安装（每 6 个月或每月消毒 500 次更换密封圈，以先达到为准）。

6. 每半年进行一次快速压力蒸汽灭菌器彻底的维护与保养。

（沈正礼　王思亮）

第七节　转运床的操作

转运床是一种用于患者进行床与床之间的转运，以及将患者从手术台转运到病房和从救护车转运到专用医用床的工具。转运床具有多体位可升降和运动灵活、方便操作等特点，它改变了传统的转移患者的方式方法，使转移患者的过程变得方便和快速，减少了医生护士转移患者的困难和患者的痛苦（图 4 - 8）。

【操作目的及应用范围】

转运车的运用，解决了患者进行手术后从手术台到病房的困难，减少了传统的手抬转移患者时给其带来的痛苦和困难。适用于所有手术后转运回病房的患者。

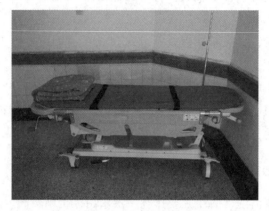

图 4-8 转运床

【操作步骤】

1. 操作准备

（1）着装整洁规范，符合手术室要求，洗手戴口罩。

（2）用物准备　转运床及其相关配件。

2. 操作方法

（1）评估转运床的完好性、安全性，护栏、制动是否处于正常状态，床单、被子干净、整齐。

（2）放下转运床的护栏（向外拉开安全锁，解除安全锁定，向上提起护栏锁定器，此时窗口为红色，慢慢降下护栏）。踩下中心轮转换踏板（为 OFF 时），将转运床横向推至手术床旁，与手术床对接。

（3）踩下转运床的脚轮踏板（红色）锁定脚轮，调节转运床高度与手术床平齐（握住调节高度手柄的锁管，向上拉锁管自动锁定，手握调节手柄顺时针旋转升高，逆时针旋转降低。调节高度后，握住锁管一边外拉并向下按，收纳手柄）。

（4）移动手术患者至转运床上，盖好被子。

（5）踩下脚轮踏板（绿色）解除脚轮锁定，将转运床稍微推离手术床，抬高护栏（将在下方的护栏向上慢慢抬起时，当到达最高位置时，锁定器会自动锁定，这时窗口为绿色，将锁定器的安全锁向内推，直到看不见红色标签，此时已完全锁定）。

（6）根据情况，使用转运床上的固定带固定患者。

（7）转运患者回病房时，抬起中心轮转换踏板，使转运床行走的更平稳。

【注意事项】

1. 不可超出最大使用者体重135kg。

2. 不可将转运车的头尾方向弄错，否则背部上升操作时非常危险，有受伤的可能。

3. 俯卧位时，请不要进行背板操作，会造成关节逆弯曲，有受伤可能。

4. 不可站在转运车上或藏在车下，使用时确定周围是否有障碍物。

5. 护栏抬高时，注意不要夹手或夹到床单、管路等。护栏平放时，护栏上不可放置超过10kg以上的物品。

6. 调节转运床高度时将脚轮锁定，不使用调节高度手柄时必须收纳。

7. 除移动转运车以外的时间，一定要将脚轮锁定，锁定时不可暴力移动，当中心轮转换踏板抬起时不可横向移动。

8. 转运车移动时要确保患者头部、双手、双脚均收于车内且妥善固定。患者不可握住护栏，否则会有撞伤的危险。

【设备维护与保养】

1. 购买转运床时尽量统一品牌，以减少使用和管理的混乱。同时配件也可通用，避免重复配置，浪费资源。

2. 做好配件管理，不使用时应有序地放置在转运床固定位置，定期检查，以防遗失和损坏。

3. 掌握转运床的正确推动方法及不同部位的用途及使用方法。

4. 定期检查转运床的功能及清洁工作。

5. 每半年进行一次转运床的彻底维护与保养。

（沈正礼　王思亮）

第八节　温毯机操作

温毯机可用于手术和非手术患者的升温和保温。通过热电与患者身体进行热量交换，最大限度地达到升温和保温的作用（图4-9）。

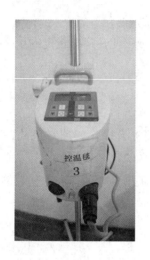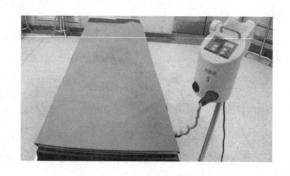

图 4 - 9 温毯机

【操作目的及应用范围】

手术患者因麻醉时间过长、手术创伤大、液体出入量大、体腔暴露面积大和体重过低等原因,易出现术中体温变化。体温异常变化可影响患者生命体征、心脏功能和基础代谢率等。温毯机可用于手术室、恢复室、麻醉室、妇产科、儿科、烧伤科、ICU 等为患者提供安全可靠的升温,维持患者的正常体温。

【操作步骤】

1. 操作准备

(1) 着装整洁规范,符合手术室要求,洗手戴口罩。

(2) 用物准备 温毯机、电温毯、医用手术单。

2. 操作方法

(1) 温毯机处于备用状态,电温毯平铺于手术床上,电温毯上铺医用手术单。

(2) 接通电源,按下电源开关,机器自检后正常显示,调节所需温度。

(3) 使用时注意观察电温毯表面是否干燥。

(4) 手术结束后关闭开关,断开电源,整理温毯。

【注意事项】

1. 每次使用时须确保主机和电温毯处于正常工作状态。

2. 运行中需经常检查电温毯是否干燥和连接处是否连接完好。

3. 温毯温度的调节须根据患者的自身情况而定，温度不宜太高以防烫伤患者。

4. 可用"△、▽"键设定温度，设定范围 15～39℃。

5. 电温毯不宜直接接触患者皮肤，以免时间过长对患者造成伤害。

【设备维护与保养】

1. 放置于干燥处避免潮湿。

2. 每半年请专业人员对温毯机进行安全和质量检测，以确保使用安全。

3. 定期进行紫外线消毒保持设备清洁无损伤。

4. 电温毯应贮存于无腐蚀性气体和通风良好的室内，环境温度 5～40℃，相对湿度不大于 80%。

5. 每半年进行一次温毯机的彻底维护与保养。

（沈正礼　王思亮）

第九节　微量注射泵操作

微量注射泵（简称微量泵），是将少量药液精确、微量、均匀、持续地泵入体内，操作便捷、定时、定量，根据病情需要可随时调整药物浓度、速度，使药物在体内能保持有效血药浓度（图 4－10）。

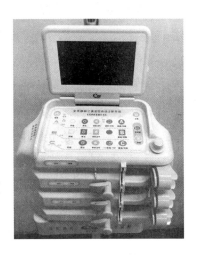

【操作目的及应用范围】

微量泵适用于给药精确、总量很小且给药速度缓慢或长时间流速均匀的患者。

【操作步骤】

图 4－10　微量注射泵

1. 将微量泵固定在合适的位置。

2. 插上电源，打开微量泵的开关键，听到嘟一声表示内部电源自检完毕，处于待机充电状态。

3. 将注射器抽吸药液，并注明药液名称和浓度。

4. 连接延长管，排净空气，将注射器安装在微量泵上。注射器必须卡入注射器座中，移动推头至注射器推杆尾部，将注射器推杆卡入推头槽中。

5. 注射器安装后微量泵自动识别注射器种类。

6. 按下快速注射键，再次确认排尽管路中的空气。

7. 按选择键，Σml 灯亮，按调节键设置总量。

8. 按启动键，运行指示灯亮，注射泵开始工作。

【注意事项】

1. 首次使用或长时间未使用再次使用时，要将微量泵与交流电源连接，使内置电池至少充电 12 小时。

2. 使用微量泵时可通过三通连接头输注，应让三通尽可能靠近输液针头，一边输注药液，一边输注液体。避免输注通路上没有液体，仅输注药液，这样会使药液入血的速度减慢。

3. 该通路的速率应保持恒定，避免频繁调整输注速率，造成药液进入体内忽多忽少。

4. 密切观察患者的通路情况，防止针头阻塞或液体外渗。

【设备维护与保养】

1. 使用结束后用清洁软布进行擦拭，卡槽处用无水乙醇清洁。

2. 定期消毒灭菌，防止交叉感染。

3. 每周对仪器进行开机检查，监测性能、流量、容量及堵压测试。

4. 避免液体渗入泵内。

5. 专人管理，建立使用登记、定期检查、保养维修制度。

（沈正礼　王思亮）

第十节　心脏除颤仪操作

除颤仪是利用电能来治疗快速异位心律失常的一种仪器（图 4 - 11）。电击除颤就是利用足够大的电能流过心脏来刺激心肌，使所有的心肌细胞同时去极化，然后同时进入不应期，从而促使颤动的心肌恢复同步收缩状态，使心肌恢复正常，从而达到除颤目的。然而只有一定幅度和一定持续时间的电流才能起到除颤作用。

【操作目的及应用范围】

1. 适应证

（1）心室颤动是电复律的绝对指征。

（2）慢性心房颤动（房颤史在 1 ~ 2 年以内），持续心房扑动。

（3）阵发性室上性心动过速，常规治疗无效而伴有明显血流动力学障碍者或预激综合征并发室上性心动过速而用药困难者。

（4）呈 1：1 传导的心房扑动。

2. 禁忌证

（1）缓慢心律失常，包括病态窦房结综合征。

（2）洋地黄过量引起的心律失常（除室颤外）。

（3）伴有高度或完全性传导阻滞的房颤、房扑、房速。

（4）严重的低血钾暂不宜作电复律。

（5）左房巨大，心房颤动持续一年以上，长期心室率不快者。

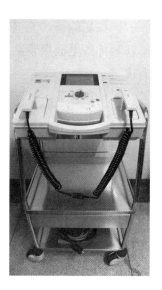

图 4 - 11　除颤仪

【操作步骤】

1. 操作准备

（1）着装整洁规范，符合手术室要求，洗手戴口罩。

（2）用物准备　除颤仪、导电胶。

2. 操作方法

（1）迅速熟悉、检查除颤仪，各部位按键、旋钮、电极板完好，电能充足。

（2）患者取平卧位，操作者位于患者右侧。

（3）迅速开启除颤仪，调试除颤仪至监护位置，显示患者心律。

（4）用干布迅速擦干患者胸部皮肤，将手控除颤电极板涂以专用导电胶。

（5）确定手控除颤电极板正确安放胸部位置，前电极板放于胸骨外缘上部、右侧锁骨下方；外侧电极板放于左下胸、乳头左侧，电极板中心在腋前线上，并观察心电波型，确定为室颤。

（6）选择除颤能量，首次除颤用 200J；第二次用 200 ~ 300J；第三次为 360J。

（7）按压除颤"充电"按钮，使除颤器充电。

（8）除颤电极板紧贴胸壁，加以适当压力，确定周围无人员直接或间接与患者接触。

（9）除颤仪显示可以除颤信号时，双手同时协调按压手控电极两个"放电"按钮进行电击。

（10）放电结束不移开电极，观察电击除颤后心律，若仍为室颤，则选择第二次除颤、第三次除颤，每次除颤均应重复第 4~10 步骤。

【注意事项】

1. 除颤仪到位前，要持续有效的 CPR。

2. 操作者的手应保持干燥，禁用湿手握电极板。

3. 放电时在电极板上应施加一定力量，使电极板与患者皮肤紧密贴合，以保证较低的阻抗，有利于除颤成功，同时也避免烧伤患者的皮肤。

【设备维护与保养】

1. 每次用仪器后用清洁的专用抹布湿式擦拭，禁止使用腐蚀性液体或溶剂清洁仪器。使用后做好记录。

2. 每月需要进行交流电源漏电安全测试，并做好记录。

3. 每次使用除颤、监护后，电量耗尽的电池需要完全充电 16 小时。

4. 每月专管人员将除颤仪与电线断开连接，检查电池耗尽前所需时间大于 1.8 小时。

5. 每半年彻底维护与保养一次。

（沈正礼　王思亮）

第五章 手术室基础手术配合

第一节 子宫下段剖宫产

剖宫产是产科领域中的重要手术，现在已成为解决难产和某些产科合并症，挽救产妇和产儿生命的有效手段。剖宫产的方式有子宫下段剖宫产、子宫体剖宫产和腹膜外剖宫产，以子宫下段剖宫产最为多见。

【适应证】

1. 绝对指征 头盆不称、骨产道或软产道异常、横位、胎盘早期剥离、脐带脱垂。

2. 相对特征

（1）胎儿因素 胎儿窘迫、臀位、多胎妊娠等。

（2）母体因素 妊娠合并心脏病、过期妊娠、前置胎盘、巨大儿、有剖宫产史、重度妊娠期高血压综合征、其他妊娠合并症（如糖尿病、肾病、重度肝炎等）。

【麻醉方式】

椎管内麻醉。

【手术切口】

下腹耻骨上横切口。

【手术体位】

1. 仰卧位。

2. 麻醉后为防止患者发生体位性低血压，可将其体位调整至左侧倾斜10°~15°。

【手术用物】

1. 敷料 敷料包。

2. 器械 基础器械包。

3. 特殊用物 1#圆针可吸收缝合线、0#圆针可吸收缝合线、3-0角针可吸收缝合线、20cm×30cm贴膜、10cm×25cm敷料贴、缩宫素、5ml注射器。

【手术步骤与配合】

手术步骤与配合见表5-1。

表5-1 子宫下段剖宫产手术配合

手术步骤	手术配合
1. 消毒腹部皮肤	海绵钳夹持2%碘酒纱球消毒腹部皮肤，75%乙醇纱球脱碘
2. 铺置无菌单	（1）对折成方形的治疗巾4块，以切口为中心先铺会阴部，然后铺医生对侧和头侧，最后铺医生同侧 （2）手术部位粘贴无菌手术膜 （3）铺大开口，开口正对切口部位，先向上展开，盖住头架，再向下展开，盖住手术托盘及床尾 （4）切口上至麻醉架铺双层中单1块，中单齐边朝向切口，切口下至器械托盘铺方形治疗巾1块，治疗巾齐边朝向切口 （5）器械托盘上加铺双层中单一块，完全展开的治疗巾一块，在治疗巾上铺S形治疗巾
3. 依次切开皮肤、脂肪层、筋膜，由腹直肌中线钝性分离腹直肌，显露腹膜	递23#刀切开皮肤，干纱巾拭血，切开腹直肌前鞘，递中弯钳钝性分离腹直肌，显露腹膜
4. 打开腹腔暴露子宫	递3把中弯钳夹住腹膜，10#刀划开小口，组织剪刀扩大剪开，腹壁拉勾牵开腹壁，暴露子宫
5. 探查腹腔	递生理盐水，洗手探查子宫大小、下段扩张情况及胎头方位等
6. 显露子宫下段	递腹壁拉钩置于耻骨联合处，显露膀胱腹膜反折，递剪刀横行剪开，下推膀胱
7. 切开子宫下段	递10#刀切开子宫肌壁肌层2~3cm，术者用手指将子宫切口钝性横向撕开10~12cm
8. 娩出胎儿	递血管钳刺破羊膜囊，吸引器快速吸尽羊水；术者左手沿切口下缘伸入子宫腔将胎头抬起；胎儿娩出后，迅速清除胎儿口、鼻腔中的黏液，双手扶持头部娩出胎儿，递2把血管钳夹闭脐带，组织剪剪断脐带（如留脐带血，递0.5%碘伏纱球消毒，再递血袋留脐血）。新生儿交于助产护士
9. 娩出胎盘清理子宫腔	递组织钳4把，卵圆钳2把分别钳夹子宫切口上、下缘及两角，递抽吸缩宫素的注射器，将缩宫素注入子宫体，递方盘接住娩出的胎盘和胎膜，递卵圆钳夹纱布擦拭宫腔2~3次。确认无残留的胎盘及胎盘组织。胎盘交助产护士检查其完整性
10. 缝合子宫切口	清点器械、纱布、纱巾、缝针，递腹壁拉钩显露子宫切口，递1#圆针可吸收缝合线连续全层缝合子宫

续表

手术步骤	手术配合
11. 探查子宫及逐层关腹	探查子宫、双附件有无异常；清点器械、敷料、缝针，递 0# 圆针可吸收缝合线连续缝合腹膜、腹直肌前鞘；清点器械、敷料、缝针，递 75% 乙醇棉球消毒皮肤，3 - 0 角针可吸收缝合线皮内连续缝合。敷料覆盖，包扎伤口
12. 压迫宫底	术毕，术者压迫宫底，挤出宫腔内积血块，如宫口未开者，术者将手伸入阴道，以利引流

【注意事项】

1. 术前一日访视患者，了解患者病情及基本身体状况。

2. 术前常规禁食 8 小时，禁饮 4 小时。

3. 患者麻醉穿刺过程中，巡回护士站在患者侧面，固定体位，观察患者，及时与患者沟通，缓解患者紧张，以利于麻醉穿刺。

4. 麻醉后仰卧位时，根据患者情况可将体位调整至向左倾斜 10°~15°。

5. 手术医生刺破羊水后，洗手护士快速将手术台上器械及物品清理干净，避免胎儿娩出后损伤胎儿。

6. 胎儿娩出后，将缩宫素用于患者，促进子宫收缩，减少出血。

7. 擦完宫腔的纱布应及时扔到脏物盆内，禁用手去接触，接触宫腔内的器械不可再用于其他部位，应与其他器械分开放置，防止胎盘植入，引起子宫内膜异位症。

8. 胎儿娩出后，配合助产护士清理呼吸道及脐带护理。

9. 注意给新生儿保暖。

（史朔铜　郝雪梅）

第二节　甲状腺次全切手术

甲状腺次全切除术是治疗甲状腺功能亢进、单纯性甲状腺肿、多发性甲状腺腺瘤、巨大甲状腺腺瘤或巨大囊肿而进行的手术。凡符合适应证者，应积极早期手术，但术后也有复发者，复发率在 4%~6%，多为 40 岁以下患者。

【适应证】

1. 单纯甲状腺肿压迫气管、食管、喉返神经或颈部大静脉而引起临床症状者，X 线检查发现气管已变形或移位，喉镜检查有声带麻痹现象者。

2. 巨大的单纯甲状腺肿影响患者参加生产劳动者。

3. 青春期后单纯甲状腺肿明显增大者。

4. 结节性甲状腺肿伴有甲状腺功能亢进症或有恶性变的可能（4% ~ 7%）者。

5. 甲状腺囊肿，继续长大压迫气管引起呼吸困难、有囊内出血、体积明显增大、引起急性气管压迫、难与腺瘤鉴别、不能排除癌性变者。

6. 较严重的甲状腺功能亢进症其基础代谢率在 30% 以上，经抗甲状腺药物治疗一年左右无明显疗效者。

7. 结节性甲状腺肿继发甲状腺功能亢进症，或有恶性变的可能，手术治疗的效果优于甲状腺药物和放射性碘 131 的治疗者。

8. 并发心功能紊乱的甲状腺功能亢进症患者。

【麻醉方式】

气管插管全身麻醉。

【手术切口】

胸骨切迹上二横指沿颈部皮肤横纹做正中弧形切口。

【手术体位】

头颈过伸位。

【手术用物】

1. 敷料包　敷料包，中单。

2. 器械　基础器械。

3. 特殊用物　23#刀片、10#刀片、电刀、超声刀、3 - 0 圆针可吸收缝合线、3 - 0 扣线，引流球。

4. 仪器设备　高频电刀主机、超声刀主机。

【手术步骤与配合】

手术步骤与配合见表 5 – 2。

表 5 – 2 甲状腺次全切除术手术配合

手术步骤	手术配合
1. 消毒颈部皮肤	海绵钳夹持 2% 碘酒纱球消毒颈部皮肤，75% 乙醇纱球脱碘
2. 铺置无菌单	（1）治疗巾 2 块分别折成长条做成卷状，填塞于颈部两侧空隙处 （2）治疗巾 2 块，长条对折分别铺在颈部两侧，1 块方形治疗巾铺于切口下缘 （3）1/3 横折中单 1 块，洗手护士双手握反折边，短边对向自己递予医生，医生将反折长边铺于患者头上的托盘架上，巡回护士加盖托盘后，医生将中单反折覆盖患者下颌及托盘，4 把巾钳固定 （4）铺大开口，开口正对切口部位，先向上展开，盖住患者头上托盘，再向下展开，盖住手术托盘及床尾 （5）切口至上下托盘各加铺双层中单 1 块，中单齐边朝向切口 （6）器械托盘上加铺双层中单一块，完全展开的治疗巾一块，在治疗巾上铺 S 形治疗巾
3. 切开皮肤、皮下组织、颈阔肌	递 23# 刀、组织镊，在胸骨切迹上两横指处切开皮下组织及颈阔肌
4. 分离皮瓣：上至甲状软骨，下至胸骨颈静脉切迹，两侧达胸锁乳突肌缘	递组织镊提起皮缘，电刀游离上下皮瓣，血管钳止血，1# 丝线结扎或电凝止血
5. 暴露甲状腺	递 10# 刀、电刀或超声刀纵形打开颈白线，递甲状腺拉钩牵开两侧颈前带状肌群，暴露甲状腺
6. 处理甲状腺上极、下极以及周围血管	递蚊式钳，超声刀分离上、下极组织，处理甲状腺上动静脉、下动静脉和甲状腺中静脉，近心端双重 4# 丝线结扎
7. 处理甲状腺峡部	递电刀或超声刀贴气管壁前分离甲状腺峡部并切除
8. 切下甲状腺组织	递血管钳或蚊式钳数把，沿预定切线依次钳夹，递 10# 刀切除，取下标本，切除时避免损伤喉返神经。递 1# 丝线结扎残留甲状腺腺体，3 – 0 圆针可吸收缝合线间断缝合甲状腺被膜
9. 冲洗切口	递生理盐水冲洗，吸引器头吸引，更换干净纱布。清点器械、敷料等用物，除去肩部垫枕
10. 放置引流，缝合切口，加压覆盖切口	递 11×28 角针 4# 丝线固定引流管，3 – 0 圆针可吸收缝合线缝合颈阔肌、皮下组织，3 – 0 扣线进行皮内缝合。递干纱布、敷料贴加压覆盖切口

【注意事项】

1. 术前一日访视患者，了解患者病情及基本身体状况。

2. 严格执行核查制度。

3. 术中若行局部麻醉，应正确配比和使用局麻药物。

4. 注意患者角膜的保护。眼突症状严重，麻醉后眼闭合困难的患者，涂抹红霉素眼药膏，然后用胶布或敷料粘贴上下眼睑，避免眼角膜损伤。

5. 注意保护好患者颈椎，颈下垫软枕。

6. 保障患者安全，合理约束固定。

7. 根据手术需要正确放置特殊仪器，仪器设备确保性能良好。

8. 手术过程中密切观察患者气管插管有无脱落。

9. 护理记录文书完整，无遗漏。

10. 术中病理标本应妥善保管。送检快速病理切片时，交接清楚。

11. 密切观察患者生命体征，如遇到术中大出血、出现呼吸困难情况时，反应迅速，及时配合抢救。

12. 甲状腺瘤侵犯到胸骨后的，术前准备好开胸器械。

13. 甲状腺血运、神经丰富，转运患者时，轻抬轻放。

（史朔铜　郝雪梅）

第三节　乳腺病损切除术

乳腺的最基本手术，就是将乳腺上的肿块切除，其主要意义是鉴别乳腺病变是良性还是恶性的。乳腺肿瘤的早期发现、早期治疗是提高患者生存率的关键，而组织活检是确认的重要手段。乳腺病灶的活检开放性手术是既往的常规方法，能够完整切除肿块，提供足够的组织量以进行病理学诊断，所以统称乳腺病损切除术。一般的良性病变，病损切除下来术中送冰冻病理检查，假如是恶性的就应该做根治术。

【适应证】

1. 乳房良性肿瘤，如乳房纤维腺瘤。

2. 局限性乳腺囊性增生症。

3. 局限的慢性乳腺疾病，如乳汁淤积症、经久不愈的炎性瘘管、乳瘘及反复发作的乳腺结核等。

【麻醉方式】

局部浸润麻醉或静脉复合全身麻醉。

【手术切口】

乳晕部肿块采用弧形切口，乳房部肿块一般采用放射状切口，也可按皮纹方向选择。

【手术体位】

仰卧位，患侧上肢外展，支臂板支持上肢。

【手术用物】

1. **敷料** 敷料包。
2. **器械** 基础器械包。
3. **特殊用物** 4-0圆针可吸收缝合线、5-0滑线、弹力绷带。
4. **仪器设备** 高频电刀。

【手术步骤与配合】

手术步骤与配合见表5-3。

表5-3 乳腺病损切除术手术配合

手术步骤	手术配合
1. 消毒手术区皮肤	海绵钳夹持2%碘酒纱球消毒皮肤，75%乙醇纱球脱碘
2. 铺置无菌单	(1) 先在患侧腋下铺一双层中单，延乳房下缘铺一双层中单，头侧延锁骨下缘铺一双层中单，延胸骨铺一对折治疗巾，四把布巾钳固定 (2) 铺大开口，开口正对切口部位，先向上展开，盖住头架，再向下展开，盖住手术托盘及床尾 (3) 器械托盘上加铺双层中单一块，完全展开的治疗巾一块，在治疗巾上铺S形治疗巾
3. 连接电刀、吸引器	递电刀、吸引器
4. 再次消毒皮肤	递有齿镊夹持75%乙醇棉球再次消毒皮肤
5. 切皮，乳晕部肿块采用弧形切口，乳房部肿块一般采用放射状切口，也可按皮纹方向选择切口	递15#刀切皮，递2块干纱布拭血

续表

手术步骤	手术配合
6. 暴露乳房病损部位	递单头小尖钩拉起皮缘，用电刀紧贴皮肤沿脂肪组织浅层进行锐性剥离。递拉钩暴露术野，递中弯钳夹住乳房病损组织，以肿块为中心，与周围少量乳腺组织一并切除。
7. 病损组织切除送冰冻病理检查	将完整的肿块装到病理袋内，由台下巡回护士联系外送人员送冰冻病理检查
8. 冲洗	递生理盐水冲洗创面，递干纱布擦拭
9. 缝合切口	递无齿镊4-0圆针可吸收缝合线间断缝合乳房腺体，递有齿镊5-0滑线间断缝合皮肤
10. 覆盖切口，等待病理结果	递两块纱布覆盖伤口，等病理结果
11. 结果良性，加压包扎	弹力绷带加压包扎
12. 结果恶性	改用根治器械，步骤同第四节根治手术
13. 结果恶性，保乳治疗早期乳腺癌 乳腺癌常规进行腋窝淋巴结清扫的目的是切除转移的淋巴结，确定分期，估计预后及制定综合治疗方案。近年乳腺癌前哨淋巴结活检，由于能够较准确评估腋窝淋巴结状态、最大限度地保证患侧上肢功能，减少淋巴水肿的发生，提高患者生活质量。乳腺癌前哨淋巴结是最早接受肿瘤区域内淋巴引流和发生肿瘤转移的第一站淋巴结，如果该淋巴结没有转移，其他淋巴结出现转移的概率非常小，估计在5%以下或更低。通过前哨淋巴结活检来预测腋窝淋巴结是否有转移，从而避免没有转移的腋窝淋巴结的手术清扫，减少术后患肢淋巴回流障碍性水肿、患肢疼痛等并发症，可简化手术程序，缩短手术时间，明显提高乳腺癌患者的生活质量。	用5ml注射器将亚甲蓝2~5ml于乳晕周围或肿瘤组织周围分上、下、左、右4点行皮下和乳腺组织注射，注射后5~15分钟取腋窝切口5cm，仔细解剖，沿1~2条蓝色的淋巴管寻找着色的淋巴结，将其完整切除
14. 前哨淋巴结送冰冻病理检查	冰冻结果无转移，可不做清扫腋窝淋巴结；如果转移，继续清扫腋窝及锁骨下淋巴结

【注意事项】

1. 术前一日访视患者，了解患者病情，影像学检查结果及基本身体状况。

2. 注意保护患者隐私。对于自我形象紊乱引起的焦虑情绪进行有效的心理疏导与心理支持。

3. 注意掌握手术医生、麻醉医生、巡回护士三方核查的时机。

4. 输液部位选择健侧上肢充盈静脉，双侧乳腺病损切除术时，询问医生，在恶性程度低的一侧建立液路，保证穿刺顺利。

5. 摆放体位时上肢外展不得超过 90°，以免损伤臂丛神经。

6. 导管内乳头状瘤手术，术前备好亚甲蓝注射液。

7. 手术需长时间使用电刀，应及时清理刀头焦痂，保证电流有效传导。

8. 术中及时收回用过的器械并擦拭血迹，不要堆积于切口周围。

9. 妥善保管好切下的病理标本，及时与巡回护士沟通送冰冻病理检查。

10. 术后搬运患者轻抬轻放，注意静脉通路、尿管、引流管，防止脱出。

（史朔铜　郝雪梅）

第四节　乳腺改良根治术

随着乳腺疾病普查及卫生宣教的广泛开展，早期病例的发现大大增加，改良根治随之广泛开展，其治疗效果等同于根治术，因此 20 世纪 70 年代以来，渐渐成为乳腺癌外科治疗的标准术式。多数乳腺癌患者并无胸大肌侵犯，而手术技术的发展使胸大小肌间和锁骨下淋巴结的清扫不需要切除胸肌即可完成。对胸肌无癌侵犯的患者，不切除胸大肌又可达到根治性切除术要求的方法，称之为乳腺癌改良根治术。乳腺癌改良根治术的要点是包括切除全部乳房和腋窝、锁骨下淋巴结，其与乳腺癌典型根治术的主要差别是不切除胸大肌，而使患者术后上肢功能明显改善。

【适应证】

临床 I、II 期乳腺癌，肿瘤未累及胸肌筋膜。

【麻醉方式】

气管插管全身麻醉。

【手术切口】

以肿瘤为中心环绕乳头和乳晕做一纵棱形切口。

【手术体位】

仰卧位，患侧上肢外展，肩胛部垫腋垫，显露腋后线部位，支臂板支撑上肢。

【手术用物】

1. 敷料 敷料包、中单。

2. 器械 基础器械包。

3. 特殊用物 4-0圆针可吸收缝合线、8×24角针、弹力绷带。

4. 仪器设备 高频电刀。

【手术步骤与配合】

手术步骤与配合见表5-4。

表5-4 乳腺改良根治术手术配合

手术步骤	手术配合
1. 消毒手术区皮肤	海绵钳夹持2%碘酒纱球消毒手术区皮肤，75%乙醇纱球脱碘
2. 铺置无菌单	同本章第三节乳腺病损切除术
3. 连接电刀、吸引器	递电刀、吸引器
4. 再次消毒皮肤	递有齿镊夹持75%乙醇棉球再次消毒皮肤
5. 切皮，以肿瘤为中心做横向切口，切口长约15cm	递23#刀切皮，递2块干纱布拭血
6. 游离皮瓣。游离范围：上至锁骨，内侧至胸骨旁，外至背阔肌前缘，下至腹直肌上缘	递单头小尖钩拉起皮缘，用电刀紧贴皮肤沿脂肪组织浅层进行锐性剥离，递1#丝线结扎血管
7. 切除乳房	递拉钩暴露术野，递组织钳夹住乳房组织，递血管钳和电刀将乳房从胸大肌表面切除，电刀止血或钳带1#丝线结扎止血
8. 清扫腋窝淋巴结及脂肪组织，注意保护胸长神经及胸背神经	递血管钳、电刀切开筋膜，解剖腋静脉，分离周围淋巴结、脂肪组织及腋动静脉分支，分离中电刀止血或钳带1#丝线结扎止血
9. 冲洗	递生理盐水冲洗创面，递干纱布擦拭
10. 放置引流	递有齿镊夹持75%乙醇棉球消毒，递血管钳放置引流管，8×24角针1#丝线固定引流管于皮肤上
11. 缝合切口	递无齿镊4-0圆针可吸收缝合线间断缝合皮瓣，递有齿镊8×24角针1#丝线间断缝合皮肤
12. 覆盖切口，加压包扎	递大量的纱布填压腋窝及胸壁，使皮瓣与胸壁贴近，促进愈合，减少刀口积液，弹力绷带加压包扎

【注意事项】

1. 术前一日访视患者，了解患者病情、病理学诊断结果、影像学检查结果及基本身体状况。

2. 注意保护患者隐私。对于自我形象紊乱引起的焦虑情绪进行有效的心理疏导与心理支持。

3. 注意掌握手术医生、麻醉医生、巡回护士三方核查的时机。

4. 输液部位选择健侧上肢充盈静脉,保证穿刺顺利。

5. 摆放体位时上肢外展不得超过90°,以免损伤臂丛神经。

6. 导管内乳头状瘤手术,术前备好亚甲蓝注射液。

7. 手术需长时间使用电刀,应及时清理刀头焦痂,保证电流有效传导。

8. 术中及时收回用过的器械,擦拭血迹,不要堆积于切口周围。

9. 术中严密观察各种管路,确保通畅。

10. 妥善保管好切下的病理,做好标记,切勿丢失。快速病理切片交接清楚。

11. 术后搬运患者轻抬轻放,注意静脉通路、尿管、引流管,防止脱出。

(史朔铜　郝雪梅)

第五节　三踝骨折切开复位内固定术

踝关节是人体负重量最大的屈戌关节,站立时全身重量均落到踝关节上,当发生骨折、脱位或韧带损伤时,假如治疗不当,都会对关节功能造成严重影响。三踝骨折是常见的关节内骨折,常合并下胫腓联合损伤,踝关节完全失去稳定性,踝穴完整性受到严重破坏。踝关节骨折的治疗均应以骨折解剖复位,损伤韧带愈合良好为原则,因此目前多倾向于切开复位内固定治疗,正确的治疗方法对关节功能恢复起决定性的作用。

【适应证】

1. 内踝骨折,两骨折端之间有软组织嵌入者。

2. 双踝骨折手法复位失败者。

3. 单踝或双踝骨折合并胫腓下关节分离,闭合复位未成功者。

4. 三踝骨折,其后踝骨折超过胫骨下关节面的1/3者。

5. 有移位的陈旧性骨折者。

【麻醉方式】

硬脊膜外腔阻滞麻醉。

【手术切口】

踝关节外侧纵形切口,内侧弧形切口。

【手术体位】

仰卧位。

【手术用物】

1. 敷料 敷料包、中单。

2. 器械 基础器械、公司器械。

3. 特殊用物 23#刀片、11#刀片,2-0圆针可吸收缝合线、3-0角针可吸收缝合线,20cm×30cm无菌手术贴膜,20ml注射器,纱布,棉垫,绷带,克氏针、克氏钳。

4. 仪器设备 高频电刀、C型臂透视机、电动止血带、支腿架、高压消毒电钻。

【手术步骤与配合】

手术步骤与配合见表5-5。

表5-5 三踝骨折切开复位内固定术手术配合

手术步骤	手术配合
1. 分段消毒手术区皮肤	分段递海绵钳夹持纱球蘸2%碘酒消毒手术区皮肤,75%乙醇纱球脱碘
2. 铺置无菌单	(1) 大包布1块,反折20cm铺盖于术侧肢体下方(覆盖健侧肢体) (2) 双层中单1块铺于大包布上,中单齐边塞到大包布反折边下面 (3) 竖折治疗巾1块,由下至上覆盖包裹大腿根部包住止血带,递1把布巾钳固定 (4) 重叠2块完全展开的治疗巾,覆盖于包裹大腿的治疗巾上,递2把布巾钳固定 (5) 纱巾一块包裹术侧肢体末端,无菌绷带包扎 (6) 铺大开口,术侧肢体从大开口穿出,先向上展开,盖住麻醉架,再向下展开,盖住手术床尾 (7) 患者腹部至麻醉架加双层中单
3. 连接电刀、吸引器,启动止血带	巡回护士协助连接电刀、吸引器。启动电动止血带,并记录启动时间

续表

手术步骤	手术配合
4. 外踝骨折 （1）切口	递有齿镊夹75%乙醇棉球消毒，递2块大纱巾置于切口两侧，递23[#]刀、有齿镊，切皮。递电刀、血管钳切开并分离皮下组织及深筋膜，电凝止血，递甲状腺拉钩显露术野
（2）充分显露骨折端	递11[#]刀于腓骨长短肌前侧纵形切开骨膜，递骨膜剥离子充分显露腓骨远端骨折端，递刮匙清除关节腔内血凝块及碎骨屑，递血管钳将碎骨块取出，扩大暴露面
（3）复位与内固定	递持骨钳夹持或用手推挤外踝骨片进行牵引复位，使腓骨长度恢复正常，递电钻安装2.0mm克氏针临时与距骨平行固定，预防腓骨短缩，递长度合适的腓骨远端解剖型钛板放置骨折断端，递电钻安装2.0mm克氏针临时固定，透视下调整位置，骨折断端复位，递电钻安装钻头垂直于钛板，钻透外踝骨折片，递测深器测量骨孔深度，递锁定钛钉、改锥将钛钉拧入钛板远近端，使骨折加压嵌插
5. 后踝骨折	递11[#]刀、有齿镊沿腓骨长短肌后侧纵行切开筋膜，显露后踝骨折块，递持骨钳夹持复位后，透视下递电钻上导针固定骨折块，递空心钻，测深，递空心改锥拧入空心加压钛钉，递普通钻，方法同上，再于胫腓联合水平打入一枚普通螺钉固定胫腓关节，递老虎钳拔出导针及腓骨与距骨固定的克氏针
6. 内踝骨折	递23[#]刀、有齿镊于内踝做弧形切口，切开皮肤、皮下组织，递血管钳游离大隐静脉牵向前侧，递拉钩显露内踝骨折断端，先复位后打空心钉，方法同"后踝骨折复位内固定"
7. 冲洗、缝合切口	递20ml注射器抽吸碘伏盐水冲洗伤口，清点器械、敷料、缝针，逐层缝合伤口。纱布、棉垫加压包扎，松电动止血带依次递2－0圆针可吸收缝合线，3－0角针可吸收缝合线
8. 石膏托固定	准备石膏用物，协助进行石膏外固定

【注意事项】

1. 术前一日访视患者，了解患者病情及基本身体状况。

2. 注意掌握三方核查的时机。

3. 输液部位选择上肢充盈静脉，保证穿刺顺利。

4. 帮助患者和家属了解简单的手术相关知识，给予有效的安慰及心理疏导，消除其焦虑、恐惧的情绪。

5. 术前根据踝关节正侧位及踝穴位X线片或CT检查明确骨折分型，在踝穴位片上，距骨的移位提示关节失稳。从而做到心中有数，更好的配合手术。

6. 受压部位用棉垫或体位垫垫上，预防压疮。术中手术人员应避免压迫患者肢体，造成局部组织损伤。

7. 使用温盐水冲洗伤口，术中只需暴露下肢术野及周围，上身用棉被盖上，防止术中低体温。

（王思亮　郝雪梅）

第六节　尺骨鹰嘴内固定术

尺骨鹰嘴骨折是肘部常见的损伤，尺骨鹰嘴骨折治疗有两个目的：首先是以便早期进行锻炼、恢复功能；其次是恢复肱三头肌的正常伸肘力量。如果不修复，将影响肱三头肌的伸肘力量，由于肘关节伸、屈肌的作用，骨折很容易发生骨折移位，骨折移位越明显，影响越严重。要达到以上目的只有行切开复位内固定术。

【适应证】

1. 有移位的尺骨鹰嘴横行骨折、斜行骨折。
2. 移位不太严重的粉碎性骨折。

【麻醉方式】

全身麻醉或臂丛神经麻醉。

【手术切口】

肘后正中切口。

【手术体位】

仰卧位曲肘置于胸前。

【手术用物】

1. **敷料**　敷料包。
2. **器械**　基础器械包、克氏针，20ml 注射器。
3. **特殊用物**　23# 刀片、11# 刀片、20cm×30cm 无菌手术贴膜、0# 圆针可吸收缝合线、2-0 圆针可吸收缝合线、3-0 角针可吸收缝合线、无菌切口敷料。
4. **仪器设备**　高频电刀、C 型臂透视机、电动止血带、高压消毒电钻。

【手术步骤与配合】

手术步骤与配合见表 5-6。

表 5 – 6　尺骨鹰嘴内固定术手术配合

手术步骤	手术配合
1. 分段消毒手术区皮肤	分段递海绵钳夹持纱球蘸 2% 碘酒消毒手术区皮肤，75% 乙醇纱球脱碘
2. 铺置无菌单	（1）大包布 1 块，反折 20cm 铺盖于术侧肢体下方（覆盖患者躯干部） （2）双层中单 1 块铺于大包布上，中单齐边塞到大包布反折边下面 （3）竖折治疗巾 1 块，由下至上覆盖包裹上臂根部包住止血带，递 1 把巾钳固定 （4）重叠 2 块完全展开的治疗巾，覆盖于包裹上臂的治疗巾上，递 2 把布巾钳固定 （5）治疗巾 1 块包裹术侧肢体末端，无菌绷带包扎 （6）铺大开口，术侧肢体从大开口穿出，先向上展开，盖住麻醉架，再向下展开，盖住手术床尾 （7）患者肩部至麻醉架加双层中单
3. 再次消毒皮肤	递 75% 乙醇棉球消毒皮肤
4. 以肘部鹰嘴为中心做 16cm 左右切口，切开皮肤、皮下组织、筋膜、沿尺骨、暴露骨折端、清理骨痂	递 23# 刀片切皮，血管钳协助分离，电刀止血，递甲状腺拉钩拉开、骨膜剥离子暴露骨折断端，血管钳清理骨痂
5. 复位可用布巾钳临时固定	递布巾钳临时固定骨折端
6. 选择两枚钛针自鹰嘴沿尺骨髓腔方向钻入，固定骨折端，距骨折断端 6cm 处，选 1.0 钛缆、穿过横行孔后绕两枚钛针下交叉固定。用拉紧器拉紧固定钛缆，锁定打结部位，剪除多余钛缆，钛针尾端折弯后剪除多余部分，再次透视确认固定位置是否牢固	递电钻钻孔，递拉紧器拉紧，递钢丝剪剪去多余钛缆
7. 冲洗	递 20ml 注射器，碘伏盐水冲洗伤口，清点器械、敷料、缝针
8. 缝合	递 0# 圆针可吸收缝合线缝合肌肉及筋膜，2 - 0 圆针可吸收缝合线缝合皮下，3 - 0 角针可吸收缝合线缝合皮肤
9. 加压包扎	递无菌纱布、棉垫、绷带加压包扎
10. 术毕松电动止血带	协助医生松电动止血带

【护理评价】

1. 手术进行顺利，物品准备充分。

2. 术后皮肤完整。

3. 患者生命体征平稳。

4. 术中体位摆放正确未造成神经损伤、肢体过度牵拉。

5. 物品清点清楚、完整。

6. 转运过程安全顺利。

【注意事项】

1. 术前访视患者，了解患者病情及基本身体状况。

2. 术前输液部位选择上肢充盈静脉，保证穿刺顺利。

3. 严格执行无菌操作，按规定铺好无菌台，并将手术器械分类摆放，询问医生是否需要特殊用物，并及时告知巡回护士准备。

4. 全麻患者翻身摆体位时，防止气管插管脱落。

5. 防止因器械性能不良或不足造成手术意外。手术护士应根据手术需要准备好物品及器械，并检查器械的性能是否良好。

6. 认真查对物品，防止器械、敷料、缝针和缝线遗留在伤口内。

7. 严格执行无菌操作，防止伤口感染。

（王思亮　郝雪梅）

第七节　腹股沟斜疝修补术

腹股沟斜疝是指疝囊从腹壁下动脉外侧的内环凸出，向内、向下、向前斜行经过腹股沟管，穿出腹股沟管皮下环，可突入阴囊内或大阴唇前端形成疝。腹股沟斜疝是最常见的腹外疝，约占腹股沟疝的90%。男性占绝大多数，右侧比左侧多见。腹股沟斜疝有先天性和后天性两种，前者的发病原因为腹膜鞘状突未闭，后者的发病原因除了腹股沟部有先天性缺损外，腹内斜肌和腹横肌的发育不全起主要作用。

【适应证】

腹股沟斜疝。

【麻醉方式】

局部麻醉、椎管内麻醉或气管插管全身麻醉。

【手术切口】

下腹部斜切口。

【手术体位】

仰卧位。

【手术用物】

1. 敷料 敷料包。

2. 器械 基础器械。

3. 特殊用物 1#丝线、4#丝线、3-0圆针可吸收缝合线、3-0皮针可吸收缝合线、2%盐酸利多卡因注射液、盐酸肾上腺素注射液、电刀。

【手术步骤与配合】

手术步骤与配合见表5-7。

表5-7 腹股沟斜疝修补手术配合

手术步骤	手术配合
1. 消毒腹部及会阴部皮肤	海绵钳夹持2%碘酒纱球消毒腹部皮肤,75%乙醇纱球脱碘,0.5%碘伏纱球消毒会阴部
2. 铺置无菌单	(1) 递一球状治疗巾置于阴囊下 (2) 对折成方形的治疗巾4块,以切口为中心先铺会阴部,然后铺医生对侧和患者头侧,最后铺医生同侧 (3) 铺大开口,开口正对切口部位,先向上展开,盖住头架,再向下展开,盖住手术托盘及床尾 (4) 切口上至麻醉架铺双层中单1块,中单齐边朝向切口,切口下至器械托盘铺方形治疗巾1块,治疗巾齐边朝向切口 (5) 器械托盘上加铺双层中单一块,完全展开的治疗巾一块,在治疗巾上铺S形治疗巾
3. 切开皮肤	递23#刀,在髂前上棘至耻骨联合上2～3cm处切开皮肤、皮下组织及筋膜,递干纱布拭血,电凝止血
4. 切开腹外斜肌腱膜	递甲状腺拉钩,拉开暴露手术野,血管钳提起腹外斜肌腱膜,递10#刀在腹外斜肌腱膜内环和外环连线上做一切口,组织剪沿腹外斜肌腱膜纤维方向剪开,内达腹内斜肌与联合肌腱,外至腹股沟韧带,显露腹股沟韧带的反折部分
5. 分离提睾肌、显露疝囊。疝囊一般位于精索的内前方,色灰白,较易识别。如疝囊过小或寻找困难时,可让患者咳嗽或腹部用力,有助于识别	递电刀纵行切开提睾肌后即可显露精索及疝囊。递血管钳提起疝囊,示指包纱布钝性将疝囊与输精管、精索血管及周围组织分开。递直角钳和湿纱条将精索提起,游离至内环口处
6. 切开疝囊将疝内容物回纳	递2把血管钳提起疝囊壁,递10#刀切开疝囊,注意勿伤及疝的内容物,递组织剪扩其切口,血管钳夹住边缘。递无齿镊将内容物还纳回腹腔

续表

手术步骤	手术配合
7. 放置补片并固定	递长无齿镊夹持补片平放置于腹股沟后壁，圆形口两侧围绕精索，递 3 - 0 圆针可吸收缝合线将其与周围组织间断缝合固定
8. 缝合切口	递温盐水冲洗切口，手术创面严密止血，清点用物。递 3 - 0 圆针可吸收缝合线逐层缝合腹外斜肌腱膜和皮下，3 - 0 皮针可吸收缝合线皮内缝合切口
9. 包扎	递敷料贴覆盖伤口

【注意事项】

1. 严格核查手术部位与手术标识，若小儿和表达不清楚的患者，应与其家属核查。

2. 疝修补手术患者多为老年患者，术前严格控制输液速度，以免造成膀胱充盈，影响手术。

3. 术中使用的补片，巡回护士复诵型号、厂家、有效期后，正确才能上台使用。

4. 局部麻醉疝修补手术，使用盐酸肾上腺素前，应了解患者有无高血压病史。

5. 保持切口敷料干燥，若污染及时更换。

6. 切口处置小沙袋，压迫 24 小时。注意保暖，预防受凉引起咳嗽；咳嗽时用手按压保护切口，保持大小便通畅。

7. 术后取平卧屈膝，膝下垫枕，使髋关节屈曲，阴囊抬高，减少腹壁张力；卧床休息 3 天后可起床但避免活动，7 天后可适当活动。

（史朔铜　郝雪梅）

第八节　阑尾切除术

阑尾炎是阑尾因多种因素而形成的炎性改变，为外科常见疾病，以青年最为多见，男性多于女性。临床上急性阑尾炎较为常见，各年龄段及妊娠期妇女均可发病，慢性阑尾炎较为少见。当急性阑尾炎诊断明确时，应采用阑尾切除手术治疗。

【适应证】

1. 急性阑尾炎是最主要的适应证，包括单纯性、化脓性及阑尾头体部坏疽性阑尾炎。

2. 右下腹急腹症怀疑急性阑尾炎，尤其是绝经前妇女，需排除其他疾病者。

3. 慢性阑尾炎和慢性右下腹痛的患者。

4. 阑尾炎穿孔。

【麻醉方式】

椎管内麻醉。

【手术体位】

仰卧位。

【手术切口】

右下腹斜切口（麦氏切口）。

【手术用物】

1. **敷料**　敷料包。

2. **器械**　基础器械。

3. **特殊用物**　苯酚、无菌棉签3根、甲硝唑冲洗液。

【手术步骤及配合】

手术步骤及配合见表5-8。

表5-8　阑尾切除术手术步骤与配合

手术步骤	手术配合
1. 消毒腹部皮肤	海绵钳夹持2%碘酒纱球消毒腹部皮肤，75%乙醇纱球脱碘

续表

手术步骤	手术配合
2. 铺置无菌单	（1）对折成方形的治疗巾4块，以切口为中心先铺会阴部，然后铺医生对侧、患者头侧，最后铺医生同侧 （2）粘贴无菌手术膜覆盖 （3）铺大开口，开口正对切口部位，先向上展开，盖住头架，再向下展开，盖住手术托盘及床尾 （4）切口上至麻醉架铺双层中单1块，中单齐边朝向切口，切口下至器械托盘铺方形治疗巾1块，治疗巾齐边朝向切口 （5）器械托盘上加铺双层中单一块，完全展开的治疗巾一块，在治疗巾上铺S形治疗巾
3. 自脐与右髂前上棘之间中外1/3处切开皮肤、皮下组织	递23#刀、有齿镊，切开皮肤、皮下组织，干纱巾拭血，甲状腺拉钩牵开
4. 钝性分离腹外斜肌腱膜、腹内斜肌及腹直肌	递血管钳撑开，甲状腺拉钩2把向切口两端拉开，钝性分离
5. 切开腹横筋膜与腹膜，进入腹腔	递血管钳2把提起腹膜，递10#刀切开，组织剪扩大
6. 探查腹腔，寻找阑尾	递长解剖镊夹湿纱巾推开小肠，寻找并显露盲肠及阑尾
7. 夹持阑尾并提出	递卵圆钳夹提出阑尾于切口，递2把组织钳分别夹住阑尾根部及阑尾末端，周围垫以纱巾
8. 处理系膜	递血管钳钳夹，组织剪剪断，4#丝线结扎或6×17圆针、4#丝线缝扎
9. 切除阑尾	递6×17圆针、4#丝线围绕阑尾根部做一荷包缝合，递10#刀切断阑尾（递弯盘接切除的阑尾和10#刀）；处理残端，依次递3个无菌棉签，将棉签分别蘸上苯酚、乙醇、生理盐水，按顺序依次涂擦在阑尾残端黏膜面，收紧荷包并包裹残端，也可在内翻区域用6×17圆针、4#丝线间断或八字缝合
10. 清理腹腔	递甲硝唑冲洗液冲洗腹腔，长解剖镊夹湿纱布蘸拭盆腔内积液
11. 关闭腹腔	清点器械、敷料、缝针。血管钳钳夹腹膜，9×28圆针、4#丝线间断缝合，递9×28圆针、4#丝线缝合腱膜；递9×28圆针、1#丝线间断缝合皮下组织；递75%乙醇棉球消毒，递有齿镊9×28角针、1#丝线间断缝合皮肤切口；递2把有齿镊对合皮肤切缘，敷料贴覆盖伤口

【护理评价】

1. 手术进行顺利，物品准备充分。

2. 术后皮肤完好，皮肤未接触金属，负极板处皮肤干燥，未造成损伤。

3. 手术体位摆放适宜，各管路连接固定妥善。

4. 手术物品清点清楚。

5. 仪器设备运作良好。

6. 患者运转过程安全顺利。

【注意事项】

1. 择期手术患者，术前访视时了解患者的病史及相关病情，做好术前宣教，耐心解答疑问，使患者积极配合手术。

2. 急诊手术患者，把关各项术前检查、禁食、禁水情况，快速做好术前准备，保证物品准备充分。

3. 注意保护患者隐私，手术开始前在不影响各项操作的前提下，患者手术及隐私区域要加以覆盖。

4. 儿童患者需准备特殊的儿科器械及其他手术用物。术前建立通畅的静脉通路，术中注意患儿体温，保护肢体各处不受压，使用负极板时应注意选择合适的型号和粘贴位置。

5. 术中注意无菌操作，取出的阑尾用弯盘接取及时并放于指定位置。接触阑尾的器械要单独放置。

6. 术毕和手术医生交接标本送病理检查，妥善固定患者（尤其是患儿）并将其安全送回病房。

（刘薇薇　郝雪梅）

第九节　腹腔镜下阑尾切除术

经典而成熟的开放式阑尾切除术已有百年历史，但随着腔镜外科设备和技术的发展，腹腔镜阑尾切除术日益完善，已成为安全可靠的治疗方法。对于不能明确诊断的右下腹痛患者，腹腔镜技术的优势更为突出。较传统手术，腹腔镜下能够全面探查腹盆腔，从而提高确诊率，而且腔镜技术还具有手术创伤小、术后疼痛轻、功能恢复快等优点。

【适应证】

1. 急性阑尾炎是主要的适应证。包括单纯性、化脓性及阑尾头体部坏疽性阑尾炎。

2. 右下腹急腹症怀疑急性阑尾炎，尤其是绝经前妇女，需排除其他疾病者。

3. 慢性阑尾炎和慢性右下腹痛的患者。

4. 阑尾炎穿孔。

5. 腹腔镜阑尾切除术同样适用于儿童患者。

【麻醉方式】

气管插管全身麻醉。

【手术体位】

仰卧位，术中调整体位头低足高 10°~20°、左倾 10°~15°。

【手术切口】

1. 观察孔 脐孔内下缘行 10mm Trocar 孔。

2. 主操作孔 左下腹反麦氏点处行 10mm Trocar 孔。

3. 辅助孔 耻骨联合上 2cm 处行 5mm Trocar 孔。

【手术用物】

1. 敷料 敷料包。

2. 器械 基础器械、腹腔镜器械。

3. 特殊用物 10mm 30°镜头、超声刀头及连接线、Hem – o – lok 钳、Hem – o – lok 夹、肠钳、3 – 0 圆针可吸收缝合线、3 – 0 角针可吸收缝合线、2 – 0 圆针丝线、取物袋、医用无菌保护套。

4. 仪器设备 腹腔镜主机（包括摄像机、冷光源、电子气腹机）、超声刀主机、高频电刀。

【手术步骤及配合】

手术步骤及配合见表 5 – 9。

表 5 – 9　腹腔镜阑尾切除术手术步骤与配合

手术步骤	手术配合
1. 消毒腹部皮肤	海绵钳夹持 2% 碘酒纱球消毒腹部皮肤，75% 乙醇纱球脱碘

续表

手术步骤	手术配合
2. 铺置无菌单	（1）对折成方形的治疗巾 4 块，以切口为中心先铺会阴部，然后铺医生对侧、患者头侧，最后铺医生同侧 （2）铺大开口，开口正对切口部位，先向上展开，盖住头架，再向下展开，盖住床尾 （3）切口上至麻醉架铺双层中单 1 块，中单齐边向切口，切口下铺双层中单 1 块，中单齐边向切口
3. 准备腔镜手术用物	连接、检查、安装并调节腹腔镜设备，CO_2 系统，电切割系统及超声刀
4. 建立腹壁切口： （1）再次消毒脐孔，在脐下缘做一 10mm 横行皮肤切口，开放法置入 10mm Trocar 作为观察孔	递有齿镊、75% 乙醇棉球消毒脐孔后，递 11# 刀切开皮肤，纱布拭血，递血管钳、组织剪分离皮下各层直至腹膜，用血管钳进入腹腔探查并确定切口处无粘连、出血后，递 10mm Trocar
（2）连接气腹管建立气腹，置入 30°镜头观察腹腔情况	连接气腹管，打开气腹机充气，递 0.5% 碘伏纱球擦拭镜头，干净纱布调节白平衡，置入镜头观察腹腔情况
（3）做 2、3 操作切口，内镜直视下分别置入 10mm、5mm Trocar，变换体位，观察阑尾情况	递 11# 刀切皮，干纱布拭血，分别递 10mm（加 5mm 转换头）、5mm Trocar，取头低足高 10°~20°、左倾 10°~15°体位，递肠钳拨开肠管，顺结肠带找到阑尾
5. 如阑尾处有粘连，先分离，再处理阑尾系膜	递肠钳、左弯钳处理粘连带；处理系膜：递肠钳展开系膜，超声刀离断
6. 处理阑尾动脉：分离阑尾动脉，视情况用 Hem-o-lock 钳分别上 2~3 个 Hem-o-lok 夹或用超声刀直接凝断	递左弯钳游离阑尾动脉，Hem-o-lok 钳夹闭或超声刀切割
7. 处理阑尾根部：用一长约 10cm 的 7# 丝线牢固结扎阑尾根部，在结扎线远侧再扎一道	递夹持丝线的腔镜持针器，递左弯钳协助打结，备扣剪刀剪线
8. 切除阑尾：在两结扎线间离断阑尾，残端电凝烧灼	递超声刀或腔镜组织剪离断阑尾，电锤或电钩烧灼阑尾残端
9. 取出阑尾：将取物袋置入腹腔，阑尾放入袋内后收口，直视下将部分取物袋口置入主操作孔的 Trocar 内，连同 Trocar 一并取出	递左弯钳夹持取物袋置入腹腔，再递一把左弯钳协助装阑尾，取出标本后，弯盘接取
10. 重新置入 Trocar，再建气腹，将手术野的炎性物质冲洗干净后吸出，观察有无活动性出血、阑尾残端结扎是否牢靠	递 Trocar，递输液器连接生理盐水及冲洗吸引器，将体位换至头高足低 20°体位，吸尽冲洗液后将体位恢复至水平
11. 放出 CO_2 气体，拔除 Trocar，若阑尾化脓感染严重，渗出较多，需放置引流管	收回手术用物并清点，若放置引流管，可经辅助操作孔切口处放置于盆腔，最后放尽余气，拔除 Trocar，递持针器夹持 2-0 圆针丝线固定引流管
12. 消毒皮肤，缝合切口，敷料贴覆盖	递有齿镊、75% 乙醇棉球消毒皮肤，递持针器夹 3-0 圆针可吸收缝合线缝合切口皮下各层，3-0 角针可吸收缝合线缝合皮肤，再次消毒后，敷料贴覆盖

【注意事项】

1. 择期手术患者，术前访视时了解患者的病史及相关病情，做好术前宣教，耐心解答疑问，使患者积极配合手术。

2. 急诊手术患者，把关各项术前检查、禁食、禁水情况，快速做好术前准备，保证物品准备充分，以应对阑尾根部穿孔、坏疽难以用腹腔镜满意处理时中转开腹情况。

3. 注意保护患者隐私，手术开始前在不影响各项操作的前提下，患者手术及隐私区域要加以覆盖。

4. 儿童患者需准备特殊的儿科腹腔镜器械及其他手术用物，术前建立通畅的静脉通路，术中注意患儿体温。保护肢体各处不受压。使用负极板时，应注意选择合适的型号和粘贴位置。

5. 使用气腹机时，开始应用低流速充气比较安全，充气过快可能对腔静脉回流和膈肌运动产生急剧影响，引起心律失常。

6. 安全使用冷光源。导光束未连接镜头时，禁止开启开关，以免发生布类燃烧；确认使用完毕后妥善放置镜头，及时关闭，以延长灯泡使用寿命。注意镜头不可接触皮肤，以防止余热灼伤皮肤。

7. 术中注意无菌操作，用弯盘接取阑尾并及时放于指定位置。接触阑尾的器械要单独放置。

8. 术毕，先放余气再拔出 Trocar，再次消毒切口后缝合，防止切口感染。

9. 在拔管、复苏阶段，妥善固定患者（尤其是患儿），防止发生脱管、坠床等问题。

（高蕊　郝雪梅）

第十节　腹腔镜下胆囊切除、胆道取石术

腹腔镜下胆囊切除、胆道取石术属于微创外科手术，是现代高科技与传统外科技术结合的产物。随着微创手术在腹部外科日益广泛的应用、腹腔镜技术的普及、外科医师经验的日益丰富及腹腔镜技能的不断提高，腹腔镜下胆囊切除、胆道取石术正在普遍得到开展，成为处理急、慢性胆囊结石继发胆总管结石疾病的有效手段。腹腔镜下胆囊切除、胆道取石术具有创伤小、疼痛轻、恢复快、并发

症少的优点。与传统意义上的腹部手术切口相比避免了因手术切口带来的种种损伤和不适，有明显的优越性。

【适应证】

慢性或急性胆囊结石继发胆总管结石，胆道蛔虫症。

【麻醉方式】

气管插管全身麻醉。

【手术切口】

1. 观察孔　脐口内上缘行 10mm Trocar 孔。

2. 主操作孔　剑突下 2cm 处行 10mm Trocar 孔。

3. 辅助孔　右锁骨中线右肋缘下 3cm 处、腋前线肋缘下行 5mm Trocar 孔。

【手术体位】

平卧位，术中头高脚低 30°，左低右高 10°~15°。

【手术用物】

1. 敷料　敷料包、中单。

2. 器械　基础器械、腹腔镜器械。

3. 特殊用物　30°镜头、可吸收生物夹、生物夹钳、取石网篮、3-0 圆针可吸收缝合线、2-0 角针丝线、一次性取物袋、医用无菌保护套。

4. 仪器设备　腹腔镜主机（包括摄像机、冷光源、电子气腹机）、高频电刀、胆道镜设备。

【手术步骤与配合】

手术步骤与配合见表 5-10。

表 5-10　腹腔镜下胆囊切除、胆道取石术手术配合

手术步骤	手术配合
1. 消毒腹部皮肤	海绵钳夹持2%碘酒纱球消毒腹部皮肤，75%乙醇纱球脱碘。消毒范围：上至胸骨上窝平面，下至耻骨联合平面，左侧至腋前线，右侧至腋后线

续表

手术步骤	手术配合
2. 铺置无菌单	(1) 右侧躯干下铺双层中单 1 块 (2) 对折成长条形的治疗巾 4 块，以切口为中心先铺会阴部，然后铺医生对侧、患者头侧，最后铺医生同侧 (3) 铺大开口，开口正对切口部位，先向上展开，盖住头架，再向下展开，盖住床尾 (4) 切口上至麻醉架铺双层中单 1 块，中单齐边朝向切口，切口下铺双层中单 1 块，中单齐边朝向切口
3. 准备腹腔镜物品，连接、固定腹腔镜物品，检查调整腹腔镜系统	递30°镜头、医用无菌保护套、吸引器头及吸引器管、单极线、气腹管、巾钳 2 把、治疗巾一块，连接、固定各种管线
4. 再次消毒	递有齿镊夹持75%乙醇棉球再次消毒切口部，递干纱布擦拭
5. 做观察孔切口，开放内视镜通道，建立气腹，放置腹腔镜镜头进行观察	递11#刀在脐口内上缘做 1cm 切口，干纱布一块拭血。递提皮钳 2 把提起腹壁，递10mm Trocar 置入。打开气腹，正确调节流量和气腹压力，递30°镜头经此 Trocar 进入观察
6. 在内视镜下做主操作孔和辅助孔，置入 Trocar，开放器械通道	递11#刀，开放主操作孔：在剑突下 2cm 处做 1cm 切口，递10mm Trocar，穿刺成功。开放 2 个辅助操作孔：右锁骨中线肋缘下 3cm 处和右腋前线肋缘下做 5mm 切口，递 5mm Trocar
7. 游离胆囊	递转换帽、左弯钳、电凝钩暴露游离胆囊
8. 分离胆囊三角区，切断胆囊动脉和胆囊管	递无损伤抓钳夹住胆囊颈向上牵引，用电凝钩解剖分离胆囊管、胆囊动脉，递可吸收夹分别夹闭其近端，钛夹闭远端；递左弯剪剪断胆囊管、胆囊动脉
9. 切除胆囊，处理肝床区	递无损伤抓钳提起胆囊颈，用电凝钩分离胆囊床，递电球电凝止血
10. 解剖肝十二指肠韧带前脂肪，显露胆总管前壁，纵行切开胆总管前壁约 1~1.5cm	递分离钳游离解剖，递电凝钩切开胆总管前壁
11. 连接胆道镜，更换转换器，从剑突下切口进入腹腔，在持续生理盐水冲洗下进入胆总管	递 Trocar 转换器、胆道镜。巡回护士连接冷光源和冲洗用生理盐水
12. 探查胆总管、肝管、Oddi 括约肌，发现结石后使用取石网篮逐一将结石套出	胆道镜探查，依据术者要求递取石网篮等用物，标本盘接标本
13. 确认无残余结石及其他病变，置入 T 型引流管，缝合胆总管切口	递 T 型引流管放置引流，递持针器夹持 3-0 圆针可吸收缝合线缝合胆管切口
14. 胆道注水试验阴性，取出胆囊及结石	递注射器注入生理盐水，确认无渗液；递胆囊抓钳夹住胆囊颈部拖至剑突下切口，递大弯钳夹住胆囊颈部，递 2 把血管钳扩开切口，取出胆囊，递标本盘盛接胆囊
15. 观察术野有无渗血，退镜，固定引流管	确认无渗血后，递持针器夹持 2-0 角针丝线在切口处固定
16. 清点器械和用物，常规关闭切口	与巡回护士清点核对器械和用物，2-0 角针丝线缝合切口，5cm×5cm 敷料贴覆盖

【注意事项】

1. 术前一日访视患者，了解患者病情及基本身体状况，做好准备工作。

2. 术前备齐用物，检查仪器及器械的性能。

3. 输液部位选择充盈的上肢静脉，确保穿刺顺利。

4. 术中摆放体位时应注意妥善固定，使患者舒适。

5. 术中密切观察患者生命体征的变化，做好保温工作。

6. 密切观察患者氧饱和度，如 CO_2 充气过度造成患者腹压过高影响呼吸功能，应立即停止充气或降低充气压力。

7. 连接或撤收导光束及摄像头导线时，洗手护士和巡回护士应交接稳妥，避免打折或坠地损坏。术中传递锐利器械时应注意避免划伤腹腔镜器械及各路管线。

8. 按要求认真检查腹腔镜器械的各种配件，确保腹腔镜器械的完整性及功能正常，防止术中遗留于体腔。

9. 切开胆囊、胆管前做好隔离，被胆汁污染的纱垫及器械不再使用。

10. 术中若使用取石网，在递给术者使用前和使用后一定要检查网篮是否有损坏。取出结石应妥善保管好，术后交医生处理。

11. 术后，胆道镜、腹腔镜器械彻底清洗，保养。

（魏 霞 熊 岩）

第六章 手术室实习护士培养与教育

临床实习是护理教学的重要组成部分，是实习护士将所学理论应用到临床实践中，将理论知识转化为临床技能的一个重要环节。手术室作为临床实习的一个重要科室，与病房的护理工作有明显的区别，具有很强的专业性，在医院的护理教学工作中具有重要意义。随着医学技术的飞速发展和医学模式的迅速变化，临床工作对护理人员的基础知识和操作技能提出了更高的要求，也促使临床教学进行相应的改革，手术室施行双导师制（主导师为教学组长，负责实习学生基础知识和基本技能的培训；副导师为具有临床教学资质的老师，负责实习学生临床实践的一对一带教）实习带教，通过自愿报名和全科竞聘、领导考核的方式选取科室教学组长，并经过考核聘任带教老师。

第一节 实习护士管理要求

一、实习护士报到须知

1. 周一 7：50 前到达手术室工作人员入口处，等候负责带教的老师。

2. 每人需提前准备笔记本 2 个，1 个小本随身携带，1 个 32 开或 16 开笔记本，集中培训时使用。

3. 报到时穿便装即可，入室必须换专用洗手衣裤及拖鞋，佩戴手术帽。将白衣、胸卡、护士鞋放于自己更衣柜内。工作期间外出必须着白衣，更换护士鞋，佩戴胸卡。

4. 保管好自己的更衣柜钥匙，如有丢失必须赔偿。

5. 在手术室上班期间不要携带贵重物品，不允许佩戴任何饰物。

6. 个人可以携带水杯、洗澡用物，放于指定位置。

7. 严格执行手术室人员管控制度，不允许带非手术室工作人员到手术室。

二、实习护士管理要求

1. 实习护士应严格遵守医院及手术室各项规章制度和技术操作规程，虚心听取手术室工作人员的指导意见，服从安排，不得随意换班。

2. 着装、仪表符合手术室规范，保持手术室肃静、整洁，工作认真负责。

3. 手术室必须有护士长分管实习带教工作。

4. 临床带教老师必须认真学习护理部制定的教学大纲及教学计划，有目的的安排并完成教学计划，重点培养护士分析及解决实际问题的能力，对带教工作中发现的典型问题做好记录，定期进行座谈。交流经验及不足，便于进一步提高。

5. 手术室每一位护士均有带教职责和义务，必须以身作则，言传身教，确保教学质量和效果。

6. 实习护士应尊敬老师，虚心求教，认真回答老师的提问，积极参加护理部和科室组织的业务讲座，并做好笔记。应学会主动和带教老师联系，定期向带教老师请教实际护理工作中遇到的问题；护理工作中有什么想法及时向带教老师反馈；认真书写实践总结，向带教老师反映自己的生活、工作及学习情况，主动将实践总结交给带教老师批阅。

7. 带教过程中遇到的问题及时向带教老师、教学组长及护士长汇报。

8. 实习护士对患者的护理操作应在带教老师的指导下进行，不得擅自行动。实习护士在实习期间发生的问题全部由带教老师负责。如发生差错或损坏物品，应及时报告，按医院规定处理。

9. 跟随带教老师手术巡回配合时，要善于与患者沟通，做好手术前患者的心理护理。

10. 在实习期间应注意自身安全防护，手术中身体不适或发生针刺伤，应立即报告。

11. 遵守手术间的安全管理规范，严禁在手术间垃圾袋内丢弃纱布、纱巾或其他点数物品，以免混淆清点的数目。未经允许，不得随意触碰手术室器械、设备及物品。

12. 参观手术时，距离手术人员应超过 30cm。不得在手术间内，尤其是器械台旁随意走动，不得进入非参观手术间。不在洁净区内看书、闲聊或从事与手术无关的工作。手术期间禁止携带手机。

13. 严格履行请假手续

（1）原则上不准请事假，确需请假者，需先向学校履行请假手续，由学校向医院护理部请假。

（2）病假需提供在医院就诊的病历和疾病诊断书（急诊除外），不得电话请假。

（3）实习护士请假顺序　在实习手册第一页的请假登记表上填写好请假事由及日期，护士长（科护士长、护理部培训科）审核、签章，休完及时销假。

14. 严禁在互联网上传播带有患者信息的照片或文字。

三、手术室实习护士守则

1. 仪表端庄、举止文明　着装符合要求，禁止佩戴任何饰物，禁止涂指甲油、留长指甲。举止得体，禁止在工作场所大闹、嬉戏。

2. 谦虚好学、服从分配、恪尽职守、礼貌待患　尊敬师长、团结同学、学习努力、工作积极、服从分配，及时完成老师布置的各项任务。遵守职业道德，明确患者的权利和义务，尊重、关心、爱护患者。

3. 遵守纪律、严于律己　严格遵守手术室各项规章制度及劳动纪律，确保在规定时间内完成手术室实习计划。

（1）工作严格自律，具有"慎独"精神　执行各项操作做到老师在与不在一个样，有人监督和无人监督一个样。如工作中不慎出现问题应及时上报老师，不得隐瞒。

（2）爱护公务　爱护手术室各种设施，在老师指导下正确使用各种大型仪器设备。不得私自取用手术室的任何物品。

（3）确立目标、自我实现　以南丁格尔精神为指导，以解除患者病痛为己任，以优秀护士的标准要求自己，努力学习、开拓进取，为成为一名优秀的护士打下坚实的基础。

（熊　岩　王筱君）

第二节　入科介绍

一、仪表规范

进入手术室人员必须按规定穿戴手术室规定的衣、裤、鞋、帽、口罩等，离开时需将其放在指定位置。患者穿干净病号服。

（一）更换拖鞋

1. 取消毒拖鞋置于交换凳之内，将自己的鞋脱至交换凳之外。

2. 穿消毒拖鞋后将自己的鞋拿起放置鞋柜内。

3. 注意以交换凳为界，自己的鞋不能进入交换凳以内范围；穿消毒拖鞋不能迈出交换凳之外。如有需要应套鞋套。

（二）更换洗手衣裤

洗手上衣需束至裤内，自己的衣服不得露于洗手衣外。不得穿袜子，不得佩戴任何饰物。指（趾）甲不得过长或有污垢，不得涂抹指甲油。

（三）戴口罩帽子

帽子需将所有头发遮住，口罩需遮住口鼻。

1. 外科口罩的佩戴方法

（1）将口罩下方带系于颈后。

（2）将口罩上方带系于头顶上方。口罩需遮住鼻、口及下巴。

（3）将双手指尖放在鼻夹上，从中间位置开始，用手指向内按压，并逐步向两侧移动，根据鼻梁形状塑造鼻夹。

（4）根据颜面部形状，调整系带的松紧度。

2. 佩戴外科口罩的注意事项

（1）使用医用口罩或外科口罩时不要用一只手捏鼻夹，防止口罩鼻夹处形成死角漏气，降低防护效果。

（2）外科口罩只能一次性使用。

（3）口罩潮湿后应及时更换。

（4）口罩受到血液、体液污染后应及时更换。

（5）每次佩戴防护口罩进入工作区域之前，应进行密合性检查。

（6）检查方法　将双手完全遮住防护口罩，快速的呼气，若鼻夹附近有漏气，应按正确方法调整鼻夹。若漏气位于四周，应调整到不漏气为止。

（7）纱布口罩应保持清洁，定期更换、清洁与消毒。

二、洁净手术部相关知识

1966 年在美国诞生了第一个使用空气洁净技术的手术室，它的出现大大降低了患者术后感染率，其作用得到了行业的一致肯定，洁净手术部的配备逐渐成为各国医院现代化的重要标志。我国洁净手术部的建设源于 20 世纪 80 年代，随着当代医学科学和诊疗技术的飞速发展，器官移植、人工关节置换、微创手术、机器人手术、多学科联合诊疗技术的开展，对洁净手术部的建设提出了新的要求，2014 年 6 月开始执行的《医院洁净手术部建筑技术规范》（GB 50333 –

2013）对新建和改建、扩建洁净手术部（室）的建设给出了新的标准，同时规范洁净手术部（室）的管理，使其充分发挥效能，保障患者安全。

1. 洁净手术部 由洁净手术室、洁净辅助用房和非洁净辅助用房等一部分或全部组成的独立的功能区域。

2. 洁净手术室 采用空气净化技术，把手术环境空气中的微生物粒子及微粒总量降低到允许水平的手术室。

3. 空气洁净度 表示空气洁净的程度，以含尘浓度衡量，含尘浓度高则洁净度低，反之则高。

4. 空气洁净度级别 以数字表示的空气洁净度级别，级别越高，数字越小，洁净度则越高，反之洁净度越低。

5. 洁净度 100 级 是指 $\geq 0.5\mu m$ 的尘粒数 > 350 个/m^3（0.35 个/L），且 ≤ 3500 个/m^3（3.5 个/L）。

6. 洁净度 1000 级 是指 $\geq 0.5\mu m$ 的尘粒数 > 3500 个/m^3（3.5 个/L），且 ≤ 35000 个/m^3（35 个/L）。

7. 洁净度 10000 级 是指 $\geq 0.5\mu m$ 的尘粒数 > 35000 个/m^3（35 个/L），且 ≤ 350000 个/m^3（350 个/L）。

8. 洁净度 100000 级 是指 $\geq 0.5\mu m$ 的尘粒数 > 350000 个/m^3（350 个/L），且 ≤ 3500000 个/m^3（3500 个/L）。

9. 洁净度 300000 级 是指 $\geq 0.5\mu m$ 的尘粒数 > 3500000 个/m^3（3500 个/L），且 ≤ 10500000 个/m^3（10500 个/L）。

10. 浮游菌浓度 是指对采样培养液经过培养得出的单位体积空气中的浮游菌数（cfu/m^3）。

11. 沉降菌浓度 是指用直径为 90mm 的培养皿静置于室内 30 分钟，然后培养得出的每一皿的沉降菌落数（个/皿）。

12. 表面染菌密度 是指用特定方法擦拭表面并按要求培养后得出的菌落数（cfu/cm^2）。

13. 洁净手术室分为三个区 即洁净区、清洁区、污染区。洁净区包括：手术间、外科洗手间、手术室内走廊、无菌物品间、储药室、麻醉预备室、麻醉恢复室等；清洁区包括：麻醉医生办公室、护士办公室、器械室、敷料室、洗涤室、消毒室、手术间外走廊、石膏室、标本室等；污染区包括：实验室、患者家属等候室等。

14. 根据手术室净化级别的不同，其用途各有不同（表 6 - 1）。

表 6 – 1 不同净化级别手术室的用途

洁净环境	洁净等级	适用手术种类	用房安排
I	100 级（特别洁净）	瓣膜置换、心脏手术、器官移植、人工关节置换、神经外科、全身烧伤、感染率大的手术	手术间
II	1000 级（标准洁净）	眼外科、整形外科、非全身烧伤、骨科、普外科中的 I 类手术、肝胆胰外科	手术间、体外循环灌注准备间
III	10000 级（一般洁净）	胸外科、泌尿外科、妇产科、耳鼻喉科、普外科、（除去 I 类手术）	手术间、无菌物品室、外科洗手间、麻醉预备室
IV	100000 级（准洁净）	门诊、急诊、感染手术	门、急诊手术间、走廊、麻醉复苏室

（熊　岩　王筱君）

第三节　教学目标与计划

一、教学目标

1. 了解手术室的日常工作程序及科室的规章制度。
2. 了解在手术室内团队合作的重要性，树立高度的责任感。
3. 认识手术室无菌操作技术的重要性，强化无菌概念，达到"慎独"。
4. 熟悉手术室常用护理文书的正确书写方法。
5. 掌握接送患者流程。
6. 掌握手术室基本护理技术操作。
7. 掌握手术室常用仪器设备的正确使用方法。
8. 掌握手术室常用敷料包的名称及用途。
9. 掌握常用手术器械的名称，术后处理方法及保养。
10. 掌握手术室护士的基本工作，在老师的协助下能进行小手术配合。

二、教学计划

实习护士在手术室共学习 4 周。

（一）集中授课

一周两次集中授课，由教学组长负责对实习生进行基础知识和基本技能的培训。

1. 第一周周一 ①入科教育，团队介绍，发放"手术室实习护士综合评定表"，学习实习护士管理要求、手术室护士发展前景，树立爱岗敬业的信心。②介绍手术室环境，布局概况，手术室功能、等级及区域划分。③如何看排班表及手术通知单。④转运患者流程及转运车的使用方法及注意事项。

2. 第一周周五 ①手术室无菌技术操作规范。②洗手护士职责和巡回护士职责。③与手术相关知识。

3. 第二周周一 ①外科手消毒。②无菌持物钳的使用。③穿脱无菌手术衣，协助手术医生、护士穿脱无菌手术衣。④无接触式戴、脱无菌手套。

4. 第二周周五 ①无菌器械台与敷料台的铺置。②基础手术器械的识别与传递。

5. 第三周周一 手术室静脉留置针输液法及评价标准。

6. 第三周周五 手术室留置导尿术及评价标准。课后座谈。

7. 第四周周一 手术室基础手术配合及注意事项。

8. 第四周周五 考核并评价。

（二）临床带教

采用导师制带教，具有临床教师资质的老师进行一对一临床实习带教。重点学习手术间术前准备、术后整理、术中取血与输血、术中快速冰冻送检方法、常用仪器设备的使用方法及注意事项、常见手术体位的安置方法及注意事项等内容。实习第四周由带教老师协助参与基础手术的洗手配合。

（三）教学内容

1. 手术室实习护士综合测评表 见表6-2。

表6-2 手术室实习护士综合测评表

手术室实习护士综合测评表									
姓名			毕业院校			学历		实习日期		——
出勤情况	出勤天数		夜班天数		病假		事假		迟到		早退
出科小结（体会及主要优、缺点）										

出科综合考核评定		
项目	内容	评分
实习态度20%		
理论考核30%		
操作考核50%		
合计100 分		
带教老师评价		
	带教老师签字： 年　月　日	
护士长意见		
	护士长签字： 年　月　日	

第一周					
日期	学习内容	了解	熟悉	掌握	指导老师签字

实习体会：

第二周					
日期	学习内容	了解	熟悉	掌握	指导老师签字

实习体会：

第三周					
日期	学习内容	了解	熟悉	掌握	指导老师签字

实习体会：

第四周					
日期	学习内容	了解	熟悉	掌握	指导老师签字

实习体会：

2. 手术室实习护士管理要求　见第六章第一节实习护士管理要求。

3. 手术室环境介绍　见流程图 6 – 1。

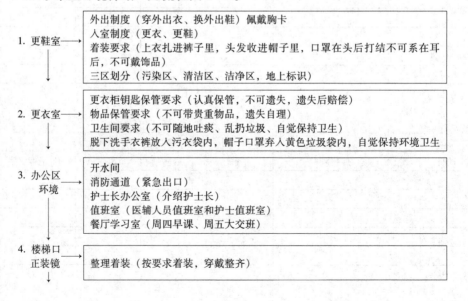

1. 更鞋室 → 外出制度（穿外出衣、换外出鞋）佩戴胸卡
入室制度（更衣、更鞋）
着装要求（上衣扎进裤子里，头发收进帽子里，口罩在头后打结不可系在耳后，不可戴饰品）
三区划分（污染区、清洁区、洁净区，地上标识）

2. 更衣室 → 更衣柜钥匙保管要求（认真保管，不可遗失，遗失后赔偿）
物品保管要求（不可带贵重物品，遗失自理）
卫生间要求（不可随地吐痰、乱扔垃圾、自觉保持卫生）
脱下洗手衣裤放入污衣袋内，帽子口罩弃入黄色垃圾袋内，自觉保持环境卫生

3. 办公区环境 → 开水间
消防通道（紧急出口）
护士长办公室（介绍护士长）
值班室（医辅人员值班室和护士值班室）
餐厅学习室（周四早课、周五大交班）

4. 楼梯口正装镜 → 整理着装（按要求着装，穿戴整齐）

5. 手术区环境 → 三区划分（进入洁净区）
手术通知单
双通道环形设计，中间是手术间，里面是内走廊，外面是外走廊，以护士办公室为中心两侧对称
消防通道
无菌电梯、轮椅、灭火器

6. 西药品间 → 各种药品（手术间常备4种药：盐酸肾上腺素、阿托品、地塞米松、麻黄碱）、消毒液、冰箱常备4种药：缩宫素、肝素钠、硝酸甘油、鱼精蛋白）

7. 1# -3# 手术间 → 讲解内外电动门
门外看手术中情况
告知进入手术间后由带教老师讲解手术间内的无菌操作、物品和仪器设备的使用
进入手术间内了解情况：壁柜内物品放置，养成物归原处习惯，棉垫不可裸露放置，吸引器、电刀使用，术前准备及术后处理

8. 外科洗手间 → 2~3个手术间配备一个外科洗手间，应在手术间附近，就近外科手消毒，减少污染机会。水龙头为感应式。洗手液、手消液

9. 专家休息室

10. 西器械间 西无菌间 → 无菌间功能（儿科物品、一次性物品）
器械间功能（常规手术器械、一次性耗材）
以后有时间熟悉各种物品摆放位置

11. 西污物间 → 污物间功能（丢垃圾处，保持环境卫生，自觉丢入桶内）

12. 麻醉恢复室、准备室、仪器室

13. 4# -5#手术间、6# -7#手术间

14. 中心护士站 → 中心护士站功能（介绍计价老师职责、机动班老师职责、办公电脑、对讲机、耗材车）
实践教学中由带教老师带领熟悉耗材车的物品摆放位置

15. 内门口 → 非紧急情况下不可打开

16. 8# -9#、14#、15#手术间

17. 东器械间 东灭菌间 → 器械间功能（骨科公司器械、急诊器械、低温物品、一次性敷料、一次性物品）
灭菌间功能（低温等离子锅、卡式消毒锅、低温待消毒物品），剖腹产使用小车（门后）

18. 东清洁间 东污物间 → 清洁间功能（清洗腔镜器械、超声清洗锅、干燥锅、止血带、温箱）
污物间功能（丢垃圾处，纸制品和玻璃制品回收处，保持环境卫生，自觉丢入桶内）

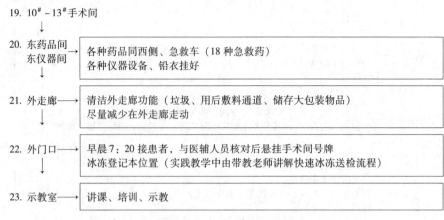

19. 10# ‒ 13# 手术间

20. 东药品间 → 各种药品同西侧、急救车（18 种急救药）
    东仪器间   各种仪器设备、铅衣挂好

21. 外走廊 → 清洁外走廊功能（垃圾、用后敷料通道、储存大包装物品）
             尽量减少在外走廊走动

22. 外门口 → 早晨 7：20 接患者，与医辅人员核对后悬挂手术间号牌
             冰冻登记本位置（实践教学中由带教老师讲解快速冰冻送检流程）

23. 示教室 → 讲课、培训、示教

流程图 6 ‒ 1 手术室环境介绍

4. 转运患者流程、转运车的使用方法及注意事项 见第三章第八节转运患者流程与标准；第四章第七节转运床的操作。

5. 手术室无菌技术操作规范 见附录一。

6. 洗手护士职责 见附录二。

7. 巡回护士职责 见附录三。

8. 与手术相关知识 见附录四。

9. 外科手消毒 见第三章第一节外科手消毒。

10. 穿脱无菌手术衣，协助手术医生、护士穿脱无菌手术衣 见第三章第二节穿脱无菌手术衣。

11. 无接触式戴、脱无菌手套 见第三章第三节无接触式戴、脱无菌手套。

12. 无菌器械台与敷料台的铺置 见第三章第四节铺置无菌器械台。

13. 基础手术器械的识别与传递 见第三章第五节手术器械传递。

14. 手术室静脉留置针输液法及评价标准 见第三章第六节静脉留置针输液法。

15. 手术室留置导尿术及评价标准 见第三章第七节留置导尿术。

16. 手术室基础手术配合及注意事项 见第五章手术室基础手术配合。

第四节 考评与评价

临床实践中实习护士随身携带《手术室实习护士综合评定表》，以便带教老师随时关注学习进度。

理论考核以规章制度及手术相关知识为主。操作考核以下列操作为主抽考一项：①外科手消毒；②穿脱无菌手术衣，协助手术医生、护士穿脱无菌手术衣；③无接触式戴、脱无菌手套；④无菌器械台与敷料台的铺置；⑤基础手术器械的识别与传递。

第三周周五课后召开教学反馈会，护士长、教学组长共同参加，教与学沟通，根据需要进行调整与补充。第四周周五召开教学总结会，填写、审查实习手册，并填写《临床带教老师评价表》（表6-3）。

所有考核成绩录入《××年度实习护士考核成绩单》与《手术室实习护士综合评定表》一并留档，备当年新护士留用依据。所有《临床带教老师评价表》留档，作为下一年度带教老师资格考核依据。

表6-3 临床带教老师评价表

带教老师姓名：

序号	评分标准	评分等级				得分
		A	B	C	D	
1	术前准备、术后处理已详细讲解并带学生实际操作	10	5	2	0	
2	常用仪器设备的使用方法及注意事项已详细讲解并带学生实际操作	10	5	2	0	
3	常见手术体位的安置方法及注意事项已详细讲解并带学生实际操作	10	5	2	0	
4	已带教学生完成基础手术的洗手配合	10	5	2	0	
5	授课重点突出，难点阐述透彻	10	5	2	0	
6	概念清楚、准确，讲授条理清晰、逻辑性强	10	5	2	0	
7	尊重学生，以恰当的方式与学生交流，注重启发学生主动思考	10	5	2	0	
8	仪态自然大方、语言清晰生动、表达能力强，具有感染力	10	5	2	0	
9	学生在实习期间均在老师带教下实习临床工作，带教老师能做到循序渐进带教	10	5	2	0	
10	总体印象	10	5	2	0	
总分		100				

（熊　岩　王筱君）

第七章 手术室突发事件应急预案

第一节 停电和突然停电应急预案

1. 手术室接到停电通知后，应立即做好停电准备，备好应急灯、手电、蜡烛等，如有抢救患者使用电动机器时，需准备替代的方法。

2. 手术过程中，遇到突然停电后，当班人员应立即通知行政总值班和电工组，启动备用电机供电。后勤维修中心保证发电机正常运行，此时由电工组值班人员向电力局调度联系求援。

3. 迅速准备可替代的动力系统，开启应急灯或点燃蜡烛照明。

4. 严密观察患者病情并做好记录，积极采取补救措施，维持正常抢救工作，如迅速将人工简易呼吸器与患者呼吸机管道连接，用简易呼吸器维持患者呼吸。

5. 维持手术室秩序，禁止来回穿梭走动，组织人力保证手术区医疗护理安全。

6. 加强巡视手术间，安抚清醒患者，同时注意防火、防盗。

7. 洗手护士应注意无菌操作，保护切口，避免污染。

8. 严格落实手术室查对制度，恢复供电后立即清点用物。

9. 配合相关部门查询停电原因，尽快排除故障。

10. 关闭仪器设备电源，以免突然来电时损坏仪器设备。

11. 恢复供电后，打开仪器设备，并重新调整参数。

12. 手术室应备应急灯、手电、蜡烛等应急照明设备，以备应急使用。带有蓄电池功能的电动力设备平时应定期充电，使蓄电池处于饱和状态，以保证在出现突发情况时能够正常运行。

13. 手术室护士必须熟悉行政总值班和电工组电话，知道手术室总电源位置。

（孙 阳 熊 岩）

第二节　火灾应急预案

1. 每日值班主班人员认真检查各处安全，确保手术后电、气关闭。

2. 每名工作人员应知道消防通道及灭火器的准确位置，会正确使用灭火器。定期组织人员培训、演练，做到人员职责分工明确（表7-1）。

表7-1　火灾应急预案人员职责分工

人员名称	职责分工
麻醉科主任	报告并启动火灾预案，指挥疏散
护士长	报告并启动火灾预案，指挥疏散
接警人员	与消控中心保持联系；指引消防通道；通知相近楼层
麻醉医生	使用简易呼吸器或球囊；观察患者意识状态及病情变化；转移与保管麻醉手术记录
手术医生	尽快结束手术；负责患者病情、伤口、引流管的处理；决定转移方式和转移地
洗手护士	保护患者伤口；评估患者情况
巡回护士	确认报警、限制、灭火等救援工作；组织手术患者转运；保管和转移病历资料
复苏护士	根据患者情况辅助呼吸；观察患者意识状态及病情变化；保管和转移病历资料
辅助人员、进修人员及学生	协助手术患者的疏散

3. 当火灾发生时，所有工作人员遵循"患者先撤离、医务人员后撤离"的原则，紧急疏散患者。

4. 立即报告医院院务部及总值班室。

5. 安排人员在保证自身安全的前提下，立即切断电源，关闭氧气总阀门。

6. 火势可控时，应组织当班工作人员集中现有的灭火器材和人员积极扑救。关好临近房屋的门窗，减少火势扩散速度。

7. 如火情无法扑救，应立即呼叫求助，同时拨打报警电话"119"汇报火灾地点、楼层及火势大小等。

8. 尽快打湿布类敷料以备使用。必要时应立即打开消防通道，在科主任、护士长（或值班期间最高级别医生）指挥下，按标明疏散路线和消防通道疏散人员。

9. 使用消防通道的原则是"避开火源，就近疏散，统一组织，有条不紊"将患者撤离疏散到安全地带。

10. 疏散时应保证患者安全，按患者清醒程度、病情轻重分别引导或护送，能行走的局麻患者由医务人员带领从消防通道撤离；不能行走的患者，应就地取材，采取背、抱、担架抬行等方式将患者紧张而有序地疏散、撤离险境；全麻患者备好简易呼吸器等替代救护器材，确保患者安全。

11. 撤离时，切勿乘电梯，防止因断电致撤离不成功。

12. 叮嘱所有人员用湿布捂住口鼻，尽可能以最低的姿势匍匐快速前进。

13. 在保证人员安全撤离的前提下，撤除易燃易爆物品，抢救贵重仪器设备和科室资料。

14. 疏散后在确保安全的前提下由专业人员检查手术间及其他辅助房间是否有遗留人员，及时清点、核对撤离人员的数量，防止遗漏、失散。

15. 安全撤离后，立即将危重患者安排到安全、有抢救设施的区域进行后续的手术、治疗操作。

16. 手术室的消防通道必须保持畅通无阻，护士长应每日检查消防通道情况，定期检查病区备用消防器材的性能和供患者使用的轮椅、推车等器材，保持完好的备用状态。

第三节　地震应急预案

1. 工作人员应明确各层紧急出口的准确位置，熟悉手术室逃生路线图。

2. 发生微震时，医护人员应保持镇静，沉着面对，维持手术区内秩序，安抚清醒患者，防止患者因慌乱而破窗跳出。

3. 发生强烈地震时，科主任、护士长（或值班期间最高级别医生）应立即组织人员按标明疏散路线有序的疏散，需将患者撤离手术室，疏散至广场、空地。

4. 疏散时应保证患者安全，按患者清醒程度、病情轻重分别引导或护送，能行走的局麻患者由医务人员带领从消防通道撤离；不能行走的患者，应就地取材，采取背、抱、担架抬行等方式将患者紧张而有序地疏散、撤离险境；全麻患者备好简易呼吸器等替代救护器材，确保患者安全。

5. 情况紧急不能撤离时，叮嘱在场人员及患者寻找有支撑的地方蹲下或坐下，脸朝下，头靠墙，双臂交叉，保护头颈部、闭上眼睛、用鼻子呼吸。等待平稳后，利用地震间隙带领患者快速撤离。

6. 撤离时从楼梯或消防通道行走，切勿乘坐电梯，防止因断电致撤离不成功。

7. 撤离时切勿拥挤，防止摔倒、踩踏，有序地将患者转移到安全地带，劝说患者留在安全地带，禁止进入危险区域。

8. 疏散后及时清点、核对撤离人员的数量，防止遗漏、失散。如发现遗漏，等待地震平稳后由专业人员进入手术间及其他辅助房间寻找。

9. 在时间允许的情况下，关闭电源、水源、气源、热源，尽力保障生命和财产安全。

10. 严禁使用蜡烛、打火机，防止引起火灾或易燃品爆炸。

11. 安全撤离后，立即将危重患者安排到安全、有抢救设施的区域进行后续手术、治疗操作。如发生人员伤亡，应对重伤员进行紧急救治，并指导轻伤员做一些简单的伤口处理。

（孙　阳　熊　岩）

第四节　停水、泛水应急预案

一、停水应急预案

1. 接到停水通知后，做好停水准备，告知手术人员停水时间，及时备好使用水和饮用水并放于不同区域，加强巡视。

2. 发生突然停水时，及时联系相关部门汇报停水情况，查询原因，及时抢修，加强巡视。

3. 安抚因停水需等待手术的患者。

4. 协调各手术台次，及时解决各手术人员外科手消毒问题。

5. 关闭所有水龙头，防止突然来水后发生水淹现象。

6. 检查手术无菌物品的供应情况，及时上报相关部门。

二、泛水应急预案

1. 立即寻找泛水原因，如能自行解决应立即解决。

2. 如不能自行解决，立即联系维修科室抢修。

3. 及时将仪器设备等贵重物品撤出泛水区域，并检查其受损情况。

4. 水淹现象解除后，清理现场，做好清洁工作，被水淹过的一次性物品应毁形丢弃；可重复使用的无菌物品，应重新清洁、包装、灭菌备用；布类整理后送往洗衣中心清洗消毒，预防感染。

5. 加强日常检查巡视，发现问题及时处理。

（孙　阳　熊　岩）

第五节　失窃、遇醉酒或暴徒应急预案

一、失窃应急预案

1. 每日值班主班人员认真检查各通道安全，确认门窗已关闭。
2. 遇到陌生人员应保持警惕，询问其来手术室的事由。
3. 发现失窃后，应立即拨打报警电话。
4. 立即通知护士长、院总值班。
5. 保护现场，等待来人处理。

二、遇醉酒或暴徒应急预案

1. 每日值班主班人员认真检查各处安全，确认门窗已关闭。
2. 如遇醉酒或暴徒，护理人员应保持头脑冷静，正确分析和处理发生的各种情况。
3. 保护现场，立即寻求在场其他人员的帮助，设法拨打报警电话，并报告科主任、护士长和保卫科。
4. 加强患者的保护措施，安抚患者，减少在场人员的焦虑、恐惧情绪，尽力保证患者及自身的生命安全，保护国家财产。
5. 肇事者逃走后，注意其去向、外貌特征，为警务人员提供线索。
6. 主动协助警务人员调查。
7. 尽快恢复手术室的正常医疗护理工作，保证患者的医疗安全。

（孙　阳　熊　岩）

第六节　手术中接触感染或利器伤的应急预案

1. 手术中工作人员皮肤若意外接触到患者血液或体液，应立即用肥皂水和

清水冲洗。

2. 患者体液或血液溅入工作人员的眼睛、口腔，应立即用大量的清水或生理盐水冲洗。

3. 若被感染手术的血液、体液污染的利器刺伤后，台上人员须立即除去手套，迅速由近心端向远心端挤出伤口血液，请台下人员协助用无菌盐水冲洗后消毒伤口，必要时下台处理；台下人员应立即由近心端向远心端挤出伤口血液，用肥皂水清洗伤口，并在流动水冲洗伤口后消毒伤口，必要时行外科伤口处理。

4. 被乙肝、丙肝阳性患者血液、体液污染的锐器刺伤后，应在 24 小时内去保健科抽血查乙肝、丙肝抗体，必要时同时抽患者血对比，同时注射乙肝免疫高价球蛋白，按 1 个月、3 个月、6 个月复查。

5. 被 HIV 阳性患者血液、体液污染的锐器刺伤后，应在 24 小时内去保健科抽血查 HIV 抗体，必要时同时抽患者血对比，按 1 个月、3 个月、6 个月复查，同时口服贺普丁，并通知医务处、院感办登记、上报，进行血源性传播疾病的检查和随访等。

6. 被梅毒抗体阳性患者血液、体液污染的锐器刺伤后，应在 24 小时内去保健科抽血查梅毒抗体，按 3 个月、6 个月复查（注：目前没有明确的国家标准规定被梅毒抗体阳性患者血液、体液污染的锐器刺伤后的预防性处理方法，可根据复查结果及具体临床症状体征对症处理）。

7. 洗手护士应严格管理台上所有利器，小心传递，避免刺伤，已发生过锐器伤的利器必须更换。

（孙 阳 熊 岩）

第七节 术中吸引器故障的应急预案

1. 仔细查找各连接处是否脱落，有无堵塞，压力表是否正常，及时处理上述情况。

2. 折住吸引器管道，防止管道内的液体回流，污染术野。

3. 报告术者暂停手术，如有出血，使用纱布、纱巾、棉条、棉片压迫止血。

4. 如仍不能有效吸引，更换吸引器接口或使用电动吸引器后继续手术。

5. 通知护士长、设备层协助查找原因。

6. 通知麻醉医生做好应急措施，防止患者误吸。

（孙 阳 熊 岩）

第八节 被困电梯的应急预案

1. 接送患者时如果被困电梯，应保持镇定，可用电梯内的电话紧急报修，按下警铃报警。

2. 安抚好患者，并同时采取求救措施。可采取叫喊、拍门发求救信号，若无人回应，需镇静等待，观察动静，等待营救。

3. 因电梯内的人无法确认电梯存在的问题，因此不要强行扒门，以免带来新的险情。

4. 手术室方面发现接、送患者时间过长，护士长或值班护士应马上予以调查是否被困电梯中。

5. 当接到报告电梯出现故障后，护士长或值班护士应马上上报有关部门予以解决，并组织营救工作。

（孙　阳　熊　岩）

第八章 手术室实习护士培训习题及答案

第一节 手术室实习护士培训习题

一、名词解释

1. 清洁
2. 保养
3. 无菌物品
4. 无菌技术
5. 无菌区域
6. 空气净化技术
7. 洁净手术室
8. 洁净手术部
9. 空气洁净度
10. 空气洁净度级别
11. 洁净度 100 级
12. 洁净度 1000 级
13. 洁净度 10000 级
14. 洁净度 100000 级
15. 洁净度 300000 级
16. 浮游菌浓度
17. 沉降菌浓度
18. 表面染菌密度
19. 消毒
20. 灭菌
21. 心肺复苏
22. 剖宫产

23. 物理消毒灭菌法

24. 压力性损伤

25. 外科手消毒

26. 无接触式戴无菌手套

二、填空题

1. 手术室可分为 3 个区域_____、_____、_____。

2. 手术间墙面和天花板应呈_____形，避免_____。

3. 手术间的门最好采用_____，内走廊的宽度为_____m。

4. 手术室洁净区包括_____、_____、_____、_____等。

5. 外科洗手间要求安置_____区，具备的物品有_____、_____、_____、_____、_____、_____。

6. 现代洁净手术室的分区要求_____、_____、_____。

7. 穿手术衣的目的_____。

8. 手术室布类用品应选_____，质地以_____为主。

9. 不同型号缝针，应选用_____针持搭配。

10. 缝针分为_____、_____、_____3 部分。

11. 缝针结扎血管起_____作用。

12. 常用手术器械用_____制成。

13. 手术器械清洗遵循_____原则。

14. 洁净手术室的空气净化技术是通过_____、_____级过滤，以控制_____。

15. 中效过滤器主要阻挡_____范围内浮游微粒，效率在_____。

16. 净化空气的气流阻值一般分为 3 种形式，即_____、_____和_____。

17. 洁净手术部应位于医院中_____、_____的地方，避免_____、_____、_____的环境。

18. 洁净手术部的走廊分_____、_____、_____。

19. 洁净手术室设有_____、_____、_____、4

个通道。

20. 手术间可分为_____、_____、_____3 种类型手术间。

21. 洗手的目的，是清除医务人员手上的污垢和_____，_____通过手传播感染的途径。

22. 外科手消毒的目的是清除指甲、_____、_____的污物和_____。

23. 外科手消毒洗手后，注意保持手指朝上，将双手悬空举在_____，使水由指尖流向_____，避免_____。

24. 检查无菌持物钳包有无破损、潮湿，消毒指示带是否_____及其_____。

25. 手持无菌容器时，应托住容器的_____，手指不可触及_____及_____。

26. 如无菌包_____有效期，有_____或_____则不可使用。

27. 准备好的无菌盘若没有立即使用，应注明_____，_____有效。

28. 铺无菌盘区域必须_____，无菌巾避免_____。

29. 铺好无菌盘，需注明无菌盘的_____、_____无菌盘有效期为_____。

30. 手术室常用的无菌技术有_____、_____、_____、_____。

31. 手术室常用化学消毒剂_____、_____、_____、_____、_____、_____。

32. 紫外线灯管使用超过_____应更换，灯亮后_____开始计时。

33. 接手术患者时，应认真查对_____、_____、_____、_____、_____、_____。

34. 手术室净化级别的不同，其用途各有不同，洁净等级分为：_____、_____、_____、_____。

35. 电烧负极板可粘贴于患者_____、_____、_____等部位。

36. 常见手术器械包括_____和_____两大类

37. 手术室常用敷料有_____手术敷料，_____手术敷料，还有_____敷料。

38. 织物类手术敷料目的是_____向患者手术创面传播，防止_____

_____。

39. 一次性无菌敷料能有效阻隔_____渗透的天然木浆层，轻便_____

_____、_____、_____。

40. 常见手术体位_____、_____、_____、_____、

_____、_____。

41. 术中压力性损伤是_____、_____、_____而导致。常发

生在_____处。

42. 手术室分 3 区，即_____、_____、_____。

43. 常用的麻醉方法有：_____、_____、_____。

44. 束缚、固定患者四肢，不宜_____，以免影响肢体_____，甚

至造成四肢_____。

45. 压力蒸汽灭菌法：适用于_____、_____、的医疗器械和物品

的灭菌。

46. 常用的有 2% 中性戊二醛作为浸泡液，_____达到消毒效果，灭菌

时间为_____。

47. 过氧化氢等离子低温灭菌法不能用于_____、_____、_____

_____、_____、_____、_____类物品的灭菌。

48. 化学气体灭菌法目前主要采用_____、_____、_____法。

49. 无菌手术衣的无菌区范围是_____、_____、_____。

50. 带无菌手套如有破损或_____，应立即_____，双手不能交叉

放于_____。

51. 无菌器械台的_____为无菌，无菌单应下垂台缘于_____，手

术器械物品_____。

52. 传递器械应做到_____、_____、_____、_____，

用力适度，以达到提高术者注意力为限。

53. 插入或拔出导尿管时，动作要_____、_____、_____，切勿用

力过重，以免损伤_____。这些损伤的组织可成为_____入侵的部位，成为

尿路感染的途径。

54. 洗手护士使用弯盘接取冰冻标本时，应注意使用无菌_____的空弯

盘，内不可垫_____等物。

55. 成人心肺复苏按压频率_____，按压深度至少_____，但不超过

_____，按压与放松比为_____。

56. 负极板安放位置正确，易于观察的部位_____区、_____区、剔除毛发的清洁干燥皮肤；负极板距_____以上。

57. 急性阑尾炎是主要的适应证包括：_____、_____、_____、_____。

58. 乳腺改良根治体位：仰卧位，患侧上肢_____，肩胛部垫腋垫，显露_____，支臂板支持上肢。

59. 心肺复苏包括三个环节：_____、_____、_____。患者_____、_____、_____即可诊断为呼吸心搏骤停。

60. 心肺复苏使用简易呼吸器加压给氧时，按压、放气时间比为_____，潮气量_____。

61. 无菌物品柜、架应距地面≥_____，距天花板≥_____，距墙壁≥_____。

62. 手术体位安置原则：_____、_____、_____、_____、_____。

63. 铺置无菌单时，在距切口四周_____铺置无菌单，无菌单一旦放下，不要再移动，必须移动时，只能_____。

64. 无菌单被污染或被无菌液倾倒浸湿，应立即以_____以上的无菌单遮盖或更换。

65. 无菌持物钳打开后使用有效期是____小时。

66. 外科手消毒时一般范围包括_____、_____、_____。

67. 3M指示卡和胶带灭菌合格变为_____。

68. 无菌区内只允许使用无菌物品，若对物品的无菌性有怀疑，应视为_____。

69. 剖宫产手术切口为_____。

70. 高频电刀主要有两种工作模式：_____和_____。

71. 高频电刀利用_____高频电流释放的热能和放电对组织进行切割、止血。

三、单选题

1. 特别洁净手术间指（　　）

A. 1000级　　　　　　　B. 30万级　　　　　　　C. 100级

D. 10000 级　　　　　　　E. 10 万级

2. 清洁区域划分错误的是 （　　　）

A. 麻醉诱导间　　　　　　B. 洗涤间　　　　　　　C. 消毒室

D. 护士站　　　　　　　　E. 敷料间

3. 洁净手术间的温度要求 （　　　）

A. 18 ~ 22℃　　　　　　 B. 22 ~ 28℃　　　　　　C. 18 ~ 25℃

D. 22 ~ 25℃　　　　　　 E. 20 ~ 25℃

4. 洁净手术间的相对湿度是 （　　　）

A. 40% ~ 50%　　　　　　B. 40% ~ 60%　　　　　　C. 60% ~ 80%

D. 30% ~ 50%　　　　　　E. 50% ~ 60%

5. 手术室护士人数与手术台比例是 （　　　）

A. 2 : 1　　　　　　　　 B. 2.5 : 1　　　　　　　C. 3.5 : 1

D. 4 : 1　　　　　　　　 E. 以上均错

6. 空气净化技术下列正确的是 （　　　）

A. 通过初、中、高效 3 级过滤控制

B. 通过中、高效 2 级过滤控制

C. 通过初、中、亚高、高效 4 级过滤控制

D. 通过高效过滤控制

E. 以上均错

7. 关于千级手术间的适用范围，下列不正确的是 （　　　）

A. 全子宫切除术　　　　　B. 肝脏部分切除术　　　C. 骨折内固定

D. 卵巢切除术　　　　　　E. 脊柱病变切除术

8. 万级手术间生物监测时采样点数是 （　　　）

A. 5　　　　　　　　　　 B. 13　　　　　　　　　C. 9

D. 7　　　　　　　　　　 E. 11

9. 手术间生物监测时采样高度为距地面 （　　　）

A. 1m　　　　　　　　　 B. 0.8m　　　　　　　　C. 1.2m

D. 1.4m　　　　　　　　 E. 0.6m

10. 手术患者应提前多久入手术室 （　　　）

A. 1h　　　　　　　　　 B. 20min　　　　　　　 C. 30 ~ 45min

D. 15 ~ 30min　　　　　　E. 50min

11. 2% 戊二醛灭菌时间要求是 （　　　）

A. 40min

B. 1h

C. 4h

D. 10h

E. 6h

12. 无菌手术衣无菌区域不包括（　　　）

A. 肩以下

B. 两袖子

C. 腰以上

D. 背部

E. 以上均错

13. 铺无菌巾下垂应超过手术床边（　　　）

A. 30cm

B. 20cm

C. 40cm

D. 60cm

E. 50cm

14. 下列手术不选择侧卧位的是（　　　）

A. 肺叶切除术

B. 胆囊切除术

C. 左肾囊肿切除术

D. 小脑肿瘤切除

E. 髋关节置换

15. 手术患者皮肤消毒范围是以切口为中心（　　　）

A. 15～20cm

B. 20cm

C. 15cm

D. 25cm

E. 30cm

16. 手术区域的无菌单覆盖正确的是（　　　）

A. 8 层

B. 4 层

C. 4～6 层

D. 6 层

E. 4～8 层

17. 外科手消毒的时间为（　　　）

A. 2min

B. 3～5min

C. 5～10min

D. 5min

E. 4～6min

18. 四肢消毒的范围是（　　　）

A. 以切口为中心，向外消毒 10cm

B. 以切口为中心，上下各超过一个关节

C. 以切口为中心，向外消毒 15cm

D. 以切口为中心，向上超过一个关节

E. 以上均错

19. 干燥管道器械时首选（　　　）

A. 高压水枪

B. 干燥枪

C. 50ml 注射器

D. 烤箱

E. 以上均可

20. 剖腹布类包中治疗巾必须有（　　　）

A. 1 块

B. 2 块

C. 3 块

D. 4 块

E. 6 块

21. 碘仿纱条常用于（　　）

A. 妇产科手术　　　　　　B. 普通外科手术　　　　　C. 眼科手术

D. 血管手术　　　　　　　E. 耳鼻咽喉手术

22. 凡士林油纱条布采用哪种方式消毒灭菌（　　）

A. 化学消毒　　　　　　　B. 高压灭菌　　　　　　　C. 等离子消毒

D. 低温消毒法　　　　　　E. 环氧乙烷

23. 手术薄膜作用为（　　）

A. 保护切口　　　　　　　B. 保温　　　　　　　　　C. 保护术者

D. 美观好看　　　　　　　E. 防水

24. 圆针适应穿透（　　）

A. 坚韧组织　　　　　　　B. 柔软组织　　　　　　　C. 软骨组织

D. 皮肤组织　　　　　　　E. 任何组织

25. 等离子消毒后的指示卡是（　　）

A. 由浅黄变成黑色　　　　B. 由深黄变为红色　　　　C. 由橙黄变为浅黄

D. 由浅黄变为咖啡色　　　E. 有红色变为黑色

26. 肠线使用前需要如何冲洗（　　）

A. 乙醇　　　　　　　　　B. 活力碘　　　　　　　　C. 液状石蜡

D. 生理盐水　　　　　　　E. 糖水

27. "T"形管多用于何种手术引流（　　）

A. 胆总管　　　　　　　　B. 胃　　　　　　　　　　C. 胸腔闭式引流

D. 子宫　　　　　　　　　E. 心脏

28. 整理显微精密器械时尖端要保持（　　）

A. 向上　　　　　　　　　B. 向下　　　　　　　　　C. 向左

D. 向右　　　　　　　　　E. 水平

29. 洗手指征，接触不同患者之间或者从患者身体的污染部位移动到（　　）

A. 污染部位时　　　　　　B. 上肢部位时　　　　　　C. 清洁部位时

D. 消毒部位时　　　　　　E. 肢体部位时

30. 手消毒的目的，清除指甲、手、前臂的污物和（　　）

A. 细菌　　　　　　　　　B. 长居菌　　　　　　　　C. 病毒

D. 芽孢　　　　　　　　　E. 暂居菌

31. 手消毒操作要点，流动水冲洗双手、前臂、上臂（　　）

A. 下 1/3　　　　　　　　B. 上 1/3　　　　　　　　C. 下 2/3

D. 上 2/3   E. 下 1/2

32. 洗手指征，处理或者使用无菌物品（   ）

A. 之前   B. 之后   C. 中间

D. 前后   E. 随时

33. 紫外线杀菌最强的波长为（   ）

A. 220～250nm   B. 220～250nm   C. 220～250nm

D. 220～250nm   E. 220～250nm

34. 无菌钳用时不能低于（   ）

A. 上腹部   B. 腰部   C. 腹部

D. 腿部   E. 下腹部

35. 戴无菌手套时，双手对合交叉调整手套位置，将手套翻边扣套在工作服衣袖（   ）

A. 里面   B. 上面   C. 下面

D. 外面   E. 以上都不是

36. 无菌手套如发现有破洞，如何处理（   ）

A. 不用更换   B. 立即更换   C. 随便换不换

D. 操作后换   E. 洗手后换

37. 使用无菌钳时，钳端闭合向下，不可触及容器口（   ）

A. 边缘   B. 上缘   C. 下缘

D. 右缘   E. 左缘

38. 已打开的溶液有效使用时间是（   ）

A. 8h   B. 16h   C. 20h

D. 24h   E. 4h

39. 无菌容器打开时，有效使用时间为（   ）

A. 24h   B. 26h   C. 28h

D. 30h   E. 32h

40. 无菌包的有效期一般为（   ）

A. 5～10 天   B. 6～12 天   C. 7～14 天

D. 8～16 天   E. 9～18 天

41. 手持无菌容器时，应托住容器的（   ）

A. 上部   B. 中部   C. 左部

D. 右部   E. 底部

42. 无菌盘的有效期为（　　　）

A. 2h　　　　　　　　　B. 3h　　　　　　　　　C. 4h

D. 5h　　　　　　　　　E. 6h

43. 低温消毒柜常用消毒剂是（　　　）

A. 1.4% 过氧乙酸　　　　B. 1%～3% 过氧乙酸　　　C. 40% 甲醛

D. 2% 醋酸　　　　　　　E. 戊二醛

44. 洁净手术部净高为（　　　）

A. 2.8～3.0m　　　　　　B. 2m　　　　　　　　　C. 2.5m

D. 3.0m　　　　　　　　E. 3.5m

45. 洁净手术部的门净宽不宜小于（　　　）

A. 1m　　　　　　　　　B. 1.5m　　　　　　　　C. 1.4m

D. 1.6m　　　　　　　　E. 1.8m

46. 洁净手术间吊塔的作用为（　　　）

A. 美观　　　　　　　　B. 方便　　　　　　　　C. 便于放置物品

D. 利于洁净层流的气体循环　　　　　　　　　　E. 保护地面

47. 手术后的器械走（　　　）

A. 纯净通道　　　　　　B. 工作人员通道　　　　C. 污物通道

D. 内走廊　　　　　　　E. 无菌物品通道

48. 洁净区与非洁净区应设面积不少于多少平方米的缓冲室（　　　）

A. 3m^2　　　　　　　　B. 4m^2　　　　　　　　C. 5m^2

D. 6m^2　　　　　　　　E. 7m^2

49. 手术过程中保持前后门关闭的目的主要是（　　　）

A. 保持手术间温度　　　B. 防止损坏门　　　　　C. 避免空气流动污染

D. 防尘　　　　　　　　E. 以上都是

50. Ⅰ、Ⅱ级洁净手术间的相对湿度为（　　　）

A. 45%～65%　　　　　　B. 40%～60%　　　　　　C. 50%～60%

D. 45%～55%　　　　　　E. 40%～55%

51. 不同级别间与非洁净区间压差为（　　　）

A. ≥9pa　　　　　　　　B. ≥10pa　　　　　　　　C. ≥7pa

D. ≥5pa　　　　　　　　E. ≥15pa

52. 洁净间与室外大气间压差为（　　　）

A. ≥5pa　　　　　　　　B. ≥10pa　　　　　　　　C. ≥15pa

D. ≥20pa   E. ≥18pa

53. 高效过滤器能过滤0.3～0.7μm范围内的细菌，高效过滤器过滤的细菌有效可达（　　）

A. 99%   B. 98%   C. 80%

D. 99.5%   E. 95%

四、多选题

1. 手术前核对患者内容包括（　　）

A. 姓名   B. 年龄   C. 住院号

D. 手术名称和部位   E. 长期医嘱

2. 手术4次清点器械是指（　　）

A. 手术开始前   B. 手术中   C. 缝合皮肤后

D. 关腔前   E. 关腔后

3. 手术缝线包括（　　）

A. 合成线   B. 丝线   C. 肠线

D. 普理灵   E. 尼龙线

4. 手术衣的无菌区域是指（　　）

A. 肩以下   B. 腰以上   C. 腋中线以前

D. 背后   E. 两袖

5. 手术室护士应具备的心理素质包括（　　）

A. 敏捷   B. 急躁   C. 技能高

D. 稳重   E. 谦和

6. 违背手术中无菌原则指（　　）

A. 保持手术中无菌物品不被污染

B. 每个手术间限制参观人员4人

C. 手术进行时关闭前后门

D. 手术过程中背向无菌区

E. 手术中手套破损应立即更换

7. 正确使用持针器方法是（　　）

A. 持针器应夹住针体的前1/3

B. 持针器应夹住针体的中1/3

C. 持针器应夹住针体的后1/3

D. 针尖向上传递给医师

E. 针尖向下传递给医师

8. 洁净手术间配置包括（　　）

A. 手术无影灯　　　　　　B. 观片灯　　　　　　C. 吊塔

D. 手术床　　　　　　　　E. 洗手液

9. 无菌物品存放时间为（　　）

A. 7 天　　　　　　　　　B. 10 天　　　　　　　C. 14 天

D. 21 天　　　　　　　　　E. 18 天

10. 手术常用的圆针有（　　）

A. 6×14　　　　　　　　　B. 4×12　　　　　　　C. 5×12

D. 10×34　　　　　　　　　E. 7×17

11. 手术室常用的孔单是（　　）

A. 剖腹单　　　　　　　　B. 剖胸单　　　　　　　C. 甲状腺单

D. 乳腺单　　　　　　　　E. 直肠单

12. 手术者穿好无菌手术衣的无菌范围在（　　）

A. 肩以下　　　　　　　　B. 腰以上　　　　　　　C. 双侧腋窝

D. 后背部　　　　　　　　E. 袖子

13. 手术室常用的无菌技术操作是（　　）

A. 手卫生　　　　　　　　B. 戴无菌手套　　　　　C. 无菌持物钳的使用

D. 铺无菌盘　　　　　　　E. 倒无菌溶液

14. 物品灭菌的方法为（　　）

A. 压力蒸汽灭菌法　　　　B. 干热灭菌法　　　　　C. 环氧乙烷灭菌法

D. 过氧乙酸灭菌法　　　　E. 低温消毒灭菌法

15. 下列哪些属于高效消毒剂（　　）

A. 戊二醛　　　　　　　　B. 过氧化氢　　　　　　C. 碘伏

D. 乙醇　　　　　　　　　E. 过氧乙酸

五、判断题

1. 现代手术室的环境要求幽静，避免空气污染、人流频繁的地段。（　　）

2. 进入手术室必须更换手术室专用的衣服和裤子。（　　）

3. 手术间参观人员可根据手术间面积大小进行安排不同的人数。（　　）

4. 巡回护士在核对患儿时必须与患儿的家长进行核对。（　　）

5. 面积 > $50m^2$ 的手术间才可以安排两个手术台。　　　　　　（　　）

6. PVC 地板胶耐磨、防火、抗震、隔音、不防滑。　　　　　　（　　）

7. 手术室使用双层玻璃的目的是隔音。　　　　　　　　　　　（　　）

8. 手术室各个区域划分应有明确的标识。　　　　　　　　　　（　　）

9. 碘仿纱布适用于甲状腺手术。　　　　　　　　　　　　　　（　　）

10. 吸收性明胶海绵可再次消毒使用。　　　　　　　　　　　　（　　）

11. 子宫组织可用三角针缝合。　　　　　　　　　　　　　　　（　　）

12. 手术器械消毒方法以低温为首选。　　　　　　　　　　　　（　　）

13. 镊类用于钳夹、止血分离组织。　　　　　　　　　　　　　（　　）

14. 手术器械原则上不能外借。　　　　　　　　　　　　　　　（　　）

15. 氯化钠浓度只有 0.9% 的。　　　　　　　　　　　　　　　（　　）

16. 患有心脏病和高血压的产妇，应禁用麦角新碱。　　　　　　（　　）

17. 为减轻妊娠子宫对下腔静脉压迫，使回心血量增加，应在手术开始前使床稍右倾。　　　　　　　　　　　　　　　　　　　　　　（　　）

18. 手术消毒以切口为中心向外 30cm。　　　　　　　　　　　（　　）

19. 所有妇科手术都应在术前放置导尿管。　　　　　　　　　　（　　）

20. "T" 形管引流适用于胆总管切开探查、胆道成形或重建手术等。（　　）

21. 四肢手术常用 10# 刀片。　　　　　　　　　　　　　　　　（　　）

22. 乳活检手术在送术中冰冻病理时应用盐水纱垫包裹。　　　　（　　）

23. 行剖宫产手术应备深部组织手术器械。　　　　　　　　　　（　　）

24. 剖宫产手术为 Ⅱ 类切口。　　　　　　　　　　　　　　　　（　　）

25. 骨科手术患者严格控制输液量。　　　　　　　　　　　　　（　　）

26. 电钻用于骨科内固定手术等。　　　　　　　　　　　　　　（　　）

27. 尺骨鹰嘴可用钛缆作为内固定材料。　　　　　　　　　　　（　　）

28. 疝囊一般位于精索的内前方、色灰白，较易识别。　　　　　（　　）

六、简答题

1. 手术患者四查十核对的内容是什么？

2. 简述术前访视常规向患者宣教的内容。

3. 简述高频电刀使用注意事项。

4. 简述手术布类使用目的。

5. 简述手术缝合时选用缝针的原则。

6. 简述安置患者手术卧位的要求。

7. 手术体位摆放的原则有哪些？

8. 常用的局麻方法有哪些？

9. 外科手消毒的目的是什么？

10. 简述巡回护士的职责。

11. 外科手消毒注意事项有哪些？

12. 简述剖宫产手术铺单方法。

13. 简述静脉留置针输液法操作的目的。

14. 男性患者导尿注意哪些事项？

15. 简述剖宫产手术洗手护士配合步骤。

16. 简述安置患者手术卧位的要求。

17. 简述转运车的操作方法。

18. 简述疝修补手术的注意事项。

19. 简述阑尾切除的手术注意事项。

20. 简述甲状腺次全切除手术的铺单方法。

21. 胆道手术"T"形管拔管的指征是什么？

22. 简述尺骨鹰嘴内固定术的手术步骤。

23. 简述洗手护士的职责。

24. 简述锐器伤的处理原则。

25. 简述女性患者导尿，两次消毒的顺序。

26. 简述心肺复苏时颈动脉搏动的判断方法。

27. 简述手术患者禁食、水的时间及目的。

28. 静脉留置针输液法注意事项有哪些？

29. 穿、脱无菌手术衣注意事项有哪些？

30. 无接触式戴、脱无菌手套注意事项有哪些？

31. 简述停电和突然停电应急预案。

32. 简述火灾应急预案。

33. 简述地震应急预案。

34. 简述被困电梯的应急预案。

35. 简述灭火器的使用方法。

36. 简述干粉灭火器的使用注意事项。

37. 简述二氧化碳灭火器的使用注意事项。

（魏　霞　王筱君）

第二节 手术室实习护士培训习题答案

一、名词解释

1. 清洁 清洁是指用物理方法清除物体表面的污垢、尘埃和有机物的过程。是去除和减少微生物，并非杀死微生物。

2. 保养 是指保护和整理，使物品保持正常状态。

3. 无菌物品 是指经过灭菌的未被污染的物品。

4. 无菌技术 是指在医疗、护理过程中，防止一切微生物侵入人体和保持无菌物品、无菌区域不被污染的操作技术。

5. 无菌区域 无菌区域指经过灭菌未被污染的区域。

6. 空气净化技术 是通过有初、中、高效 3 级过滤以控制室内尘埃含量。

7. 洁净手术室 是指采用一定的空气洁净措施，使手术室达到一定的细菌浓度和空气洁净级别。

8. 洁净手术部 由洁净手术室和辅助用房组成的自成体系的功能区域。

9. 空气洁净度 是表示空气洁净的程度，以含有的微粒（无生命微粒和有生命微粒）浓度衡量，浓度高则洁净度低，反之则高。

10. 空气洁净度级别 是以数字表示的空气洁净度等级，级别越高，数字越小，洁净度越高，反之则洁净度越低。

11. 洁净度 100 级 是指 $\geqslant 0.5\mu m$ 的尘粒数 >350 个/m^3（0.35 个/L），且 $\leqslant$ 3500 个/m^3（3.5 个/L）。

12. 洁净度 1000 级 是指 $\geqslant 0.5\mu m$ 的尘粒数 >3500 个/m^3（3.5 个/L），且 $\leqslant 35000$ 个/m^3（35 个/L）。

13. 洁净度 10000 级 是指 $\geqslant 0.5\mu m$ 的尘粒数 >35000 个/m^3（35 个/L），且 $\leqslant 350000$ 个/m^3（350 个/L）。

14. 洁净度 100000 级 是指 $\geqslant 0.5\mu m$ 的尘粒数 >350000 个/m^3（350 个/L），且 $\leqslant 3500000$ 个/m^3（3500 个/L）。

15. 洁净度 300000 级 是指 $\geqslant 0.5\mu m$ 的尘粒数 >3500000 个/m^3（3500 个/L），且 $\leqslant 10500000$ 个/m^3（10500 个/L）。

16. 浮游菌浓度 是利用采样培养基经过培养得出的单位体积空气中的浮游菌数（cfu/m^3）。

17. 沉降菌浓度 是指用直径为 90mm 的培养皿静置于室内 30 分钟，然后培养得出的每一皿的沉降菌落数（个/皿）。

18. 表面染菌密度 是指用特定方法擦拭表面并按要求培养后得出的菌落数（cfu/cm^2）。

19. 消毒 是杀灭或清除传播媒介上除芽孢以外的所有病原微生物，使其达到无害化的处理。

20. 灭菌 是杀灭或清除传播媒介上一切微生物的处理。

21. 心肺复苏 是指对早期心跳呼吸骤停的患者，通过采用人工循环、人工呼吸、电除颤等方法帮助其恢复自主心跳和呼吸，它包括三个环节：基本生命支持、高级生命支持、心脏骤停后的综合管理。

22. 剖宫产 是产科领域中的重要手术，现在已成为解决难产和某些产科合并症，挽救产妇和产儿生命的有效手段。

23. 物理消毒灭菌法 是利用热力或光照等物理作用，使微生物的蛋白质及酶发生变性或凝固，以达到消毒灭菌目的的方法。

24. 压力性损伤 是由压力、剪切力和摩擦力而导致皮肤、皮下组织和肌肉及骨骼的局限性损伤，常发生在骨隆突处。

25. 外科手消毒 是指医务人员在外科手术前用肥皂（液）或抗菌皂（液）和流动水洗手，再用手消毒剂清除或杀灭手部暂居菌、常居菌的过程，洗手消毒是预防手术切口感染的重要环节。

26. 无接触式戴无菌手套 是指手术人员在穿无菌手术衣时手不露出袖口独自完成或由他人协助完成戴手套的方法。

二、填空题

1. 洁净区　清洁区　污染区
2. 圆弧形　积尘埃
3. 自动感应门　2.5
4. 手术间外科洗手间　手术间内走廊　无菌物品间　储药间　麻醉诱导间
5. 洁净区　自动出水龙头　洗手液　消毒液　无菌毛巾(或纸巾)消毒毛刷计时钟
6. 分区明确　洁污分流　流程合理　使用方便
7. 遮盖参加手术人员的身体及手臂部位
8. 用浅蓝或浅绿色为宜　细柔、厚实的纯棉布

9. 不同型号

10. 针尖　针头　针孔

11. 止血

12. 不锈钢

13. 消毒—清洗—灭菌

14. 初　中　室内尘埃含量

15. 1～10μm　50%～90%

16. 乱流　水平层流　垂直层流

17. 环境幽静　大气含尘浓度低　严重空气污染　交通频繁　人流集中

18. 洁净走廊　十万级　污物走廊　三十万级

19. 无菌物品　工作人员　手术患者　污物通道

20. 无菌　急诊　感染

21. 致病微生物　切断

22. 手　前臂　暂居菌

23. 胸前　肘部　倒流

24. 变色　有效期

25. 底部　边缘　内面

26. 超过　潮湿　破损

27. 铺盘时间　4小时内

28. 清洁干燥　潮湿

29. 日期　时间　4小时

30. 手卫生　戴无菌手套　倒无菌溶液　铺无菌盘

31. 灭菌王　碘伏　戊二醛　乙醇　环氧乙烷　氯己定

32. 1000小时　5～7分钟

33. 科室　床号　姓名　性别　年龄　住院号　手术名称　手术部位及术前用药

34. 100级（特别洁净）1000级（标准洁净）10000级（一般洁净）100000级（准洁净）

35. 臀部　大腿外侧　大腿内侧　小腿　背部　腹部　腰部　上肢（填其中4个即可）

36. 特殊器械　基础器械

37. 织物类　棉纱类　一次性无菌

38. 杜绝或减少感染源　术后创面感染

39. 细菌 、防湿、透气、无尘

40. 仰卧位　侧卧位　俯卧位　膀胱截石位　坐位 半侧卧位

41. 由压力　剪切力 摩擦力　骨隆突

42. 清净区　准洁净区　非洁净区

43. 局部麻醉　椎管内麻醉　全麻

44. 过紧　血液循环　骨折

45. 耐高湿　耐高温

46. 30 分钟　10 小时

47. 水　纸　布　木　油　粉剂

48. 环氧乙烷气体法、过氧化氢等离子低温法、低温甲醛蒸汽

49. 肩以下、腰以上及两侧腋前线之间

50. 污染　更换　腋下

51. 台面　30cm 以上　不可超出台缘

52. 稳、准、轻、快

53. 轻、慢、稳　尿道粘膜　细菌

54. 干燥　纱巾或纱布

55. 100～120 次/分钟　5cm　6cm　1:1

56. 平坦肌肉　血管丰富　ECG 电极 15cm

57. 单纯性、化脓性及阑尾头体部坏疽性阑尾炎

58. 外展　腋后线部位

59. 基本生命支持　高级生命支持　心脏骤停后的综合管理。呼吸停止　意识丧失　颈动脉搏动消失

60. 1:1　400～600ml

61. 20～25cm　50cm　5cm

62. 舒适安全　固定牢靠　暴露充分　呼吸循环通畅　避免损伤　操作方便

63. 2～3cm　由内向外

64. 4 层

65. 4

66. 双手　前臂　肘上 10cm

67. 黑色

68. 污染

69. 下腹耻骨上横切口

70. 单极　　双极

71. 300 ~ 500Hz

三、单选题

1. C　2. A　3. C　4. B　5. C　6. A　7. A　8. D　9. B　10. C

11. D　12. D　13. A　14. B　15. A　16. C　17. B　18. B　19. B　20. D

21. E　22. B　23. A　24. B　25. C　26. D　27. A　28. A　29. C　30. E

31. A　32. D　33. E　34. B　35. D　36. B　37. A　38. D　39. A　40. C

41. E　42. C　43. A　44. A　45. C　46. D　47. C　48. A　49. C　50. B

51. D　52. B　53. D

四、多选题

1. ABCD　2. ACDE　3. ABCDE　4. ABCE　5. ADE　6. BD　7. CE

8. ABCD　9. AC　10. ABCDE　11. ABC　12. ABE　13. ABCDE

14. ABCDE　15. AE

五、判断题

1. √　2. ×　要更换专用的衣服、鞋子、帽子　3. √

4. ×　必须与患儿的家长与腕带同时进行核对

5. ×　一个手术间不可以安排两个手术台

6. ×　PVC 地板也防滑　7. √　8. √　9. ×　适用于五官科手术

10. ×　不可以再次消毒使用　11. ×　可用圆针缝合　12. ×　以高压蒸汽灭菌
首选　13. √　14. √

15. ×　有高浓度氯化钠溶液　16. √　17. ×　应在手术前使床稍左倾

18. ×　以切口为中心向四周 15cm

19. ×　经阴道妇科手术可在术后放置导尿管

20. √　21. ×　11#刀片常用

22. ×　洗手护士使用弯盘接取冰冻标本时，应注意使用无菌干燥的空弯盘，
内不可垫纱巾或纱布等物

23. ×　24. √　25. ×　26. √　27. √

28. √

六、简答题

1. 答：①四查：入手术间查、麻醉前查、手术前查、患者离室前查。②十核对：患者的姓名、年龄、性别、科室、床号、住院号、手术名称、手术部位、术前用药、手术间。

2. 答：手术前禁食、禁饮的时间，进手术室不能携带的物品和必须携带的物品（如 CT、MRI 等），麻醉的方法及配合要点，手术体位及注意事项。

3. 答：①选择合适的负极板。为避免在电流离开患者返回高频电刀时继续对组织加热以致灼伤患者，负极板必须具有相对大的和患者相接触的面积，以提供低阻抗和低电流密度的通道。②负极板安放位置正确，易于观察的部位、平坦肌肉区、血管丰富区、剔除毛发的清洁干燥皮肤；负极板距 ECG 电极 15cm 以上；尽量接近手术切口部位（但不小于 15cm），以减小电流环路。还应避免电流环路中通过金属植入物、起搏器、心电图电极等。③一次性负极板需保持平整，禁止切割和折叠，防止局部电流过高或漏电。负极板要一次性使用，防止交叉感染和影响性能。④手术室中不得有易燃易爆的气体、液体或其它物质，因为高频电刀手术中会产生火花、弧光，易燃易爆物遇火花、弧光会发生燃烧或爆炸。⑤安装心脏起搏器的患者禁止使用高频单极电刀。

4 答：各种布类使用的目的是遮盖不同部位切口四周的皮肤、患者肢体，包括扩大无菌区域，以防发生切口感染。

5. 答：手术选用缝针时，依缝合部位的组织类型，选用适当锐利度的针尖及针身的大小，避免造成组织的创伤；依缝合部位的深浅，选择缝针的弯曲角度。

6. 答：安置手术卧位的要求有：①手术操作方便，暴露手术术野充分；②不影响患者的呼吸和循环功能；③避免患者肢体神经和血管受压；④尽量使患者舒适安全。

7. 答：在减少对患者生理功能影响的前提下，充分显露手术野，保护患者的隐私。保持人体正常的生理弯曲及生理轴线，防止过度牵拉、扭曲及血管神经损伤；保持患者的呼吸通畅、循环稳定；保护受压部位，防止体位不当所致的并发症；妥善固定，松紧度适宜防止术中移位、坠床；体位摆放完成、变化、恢复时应进行复查，保证患者安全。

8. 答：常用的局麻方法有表面麻醉、局部浸润麻醉、区域阻滞麻醉和神经阻滞麻醉。适用于较表浅和局限的中小型手术，或作为其他麻醉方法的辅助手段。。

9. 答：清除或杀灭手表面暂居菌，减少长居菌，抑制手术过程中手表面微生物的生长，减少手部皮肤细菌的释放，防止病原微生物在医务人员和患者之间的传播，有效预防手术部位感染发生。

10. 答：①术前一日访视患者，了解患者病情、手术名称、手术部位、术中要求及特殊准备等，并准备手术间物品。②患者入室后，主动安慰患者，减轻其心理负担，戴隔离帽，逐项核对患者姓名、科别、年龄、床号、住院号、影像学资料、手术名称（何侧）及手术时间。清点病室带来物品，检查术前医嘱是否执行（重点是药物过敏试验、术前用药、禁食、备皮、灌肠等情况）。如有遗漏，应报告医生妥善处理。发现患者携带贵重或特殊物品（戒指、项链、假牙及其他钱物等），应取下交有关人员保管。③根据医嘱进行输液、用药。协助麻醉医生工作。负责摆放手术体位，固定肢体。④正确使用高频电刀，将负极板放于肌肉丰厚处（如大腿、臀部）。患者的皮肤不能直接接触手术床的金属部分，防止灼伤。⑤手术开始前，与洗手护士共同逐项、按顺序清点器械、纱布、纱巾、缝针、脑棉等物品数目及完整性，每遍 2 次，并详细记录在手术清点记录单上，当关闭体腔或深部组织前、后及缝合皮肤后，分别进行清点、复核，保证与手术前的物品数目相符，严防异物遗留在体腔或组织内。如遇手术切口涉及两个及以上部位或腔隙，关闭每个部位或腔隙时均应增加清点次数。⑥连接各种仪器电源、吸引器，帮助手术人员穿手术衣，摆踏脚凳，安排手术人员就位，调节灯光，清理污物桶。⑦坚守岗位、履行职责，严格查对制度，术中执行口头医嘱前要复述一遍，防止用错药。重大手术应及时估计术中可能发生的意外，做好应急准备工作，及时配合抢救。⑧保持手术间安静、有序，监督手术人员的无菌操作。管理参观人员，嘱其不要随意走动或进入非参观手术间。发现参观人员距无菌手术台、器械台 <30cm 或影响手术操作时，应立即纠正。⑨严密观察病情变化，保持输液通畅、体位正确、肢体不受压，定时开放止血带，随时调节室内温度等。必要时帮助术者擦汗。⑩树立爱伤观念，操作时动作要轻。术中要关心爱护患者，注意保暖。非全麻患者，应加强言语沟通、安抚患者。负责手术切口包扎。护送患者回病房时，与病房护士交接注意事项。负责整理手术间，补充所需物品，更换手术床被服。若为特殊感染手术，按有关要求处理。术中更换巡回护士时，需与接班护士共同清点物品数目、交代病情及医嘱执行情况及病区随带物品等，并在登记本上签名，必要时通知术者。无洗手护士参与手术时，负责手术器械的交接工作。

11. 答：①医护人员手部皮肤应无破损。②冲洗双手时，避免水溅湿衣裤。③在整个过程中双手应保持位于胸前，并保持手指朝上高于肘部，将双手悬空举在胸前，使水由指尖流向肘部，避免倒流而致污染。④清洁双手时，应注意清洁指甲下的污垢和手部皮肤的皱褶处。⑤戴无菌手套前，避免污染双手。⑥摘除外科手套前后应清洁洗手。⑦外科手消毒剂开启后应标明日期、时间，易挥发的醇类产品开瓶后的使用期不得超过 30 天，不易挥发的产品开瓶后使用期不得超过 60 天。⑧若连续进行第二次手术或手术中手套破损怀疑手被污染，应立即重新外科洗手和外科手消毒。

12. 答：对折成方形的治疗巾 4 块，以切口为中心先铺会阴部，医生对侧，头侧，最后铺医生同侧；粘贴无菌手术膜覆盖；铺大开口，开口正对切口部位，先向上展开，盖住头架，再向下展开，盖住手术托盘及床尾；切口上至麻醉架铺双层中单 1 块，中单齐边朝向切口，切口下至器械托盘铺方形治疗巾 1 块，治疗巾齐边朝向切口；器械托盘上加铺双层中单一块，完全展开的治疗巾一块，在治疗巾上铺 S 形治疗巾。

13. 答：建立静脉通路，便于抢救；补充血容量，保证术中容量充足；改善微循环，维持血压；纠正水、电解质失调，维持酸碱平衡；补充营养，供给热能

14. 答：严格执行无菌技术及消毒制度，导尿管一经污染或拔出均不得再次使用，严防医源性感染的发生；插入或拔出导尿管时，动作要轻、慢、稳，切勿用力过重，以免损伤尿道粘膜。这些损伤的组织可成为细菌入侵的部位，成为尿路感染的途径；尿管进入膀胱后必须见到尿液从尿管内流出才能进行气囊注水固定。以免尿管盘在尿道内，气囊注水造成尿道损伤；确认尿管在膀胱内时应向外轻拉导尿管，确定气囊顶住膀胱出口导尿管不会脱出，再将尿管送入膀胱内 1～2cm，减少气囊对膀胱颈部的压迫性刺激；导尿后要将包皮推回原位，以免龟头崁顿，造成龟头水肿；操作过程中注意为患者保暖及保护隐私，加强爱伤观念。

15. 剖宫产的洗手护士配合步骤是：①消毒腹部皮肤：海绵钳夹持 2% 碘酒纱球消毒腹部皮肤，75% 乙醇纱球脱碘。②铺置无菌单。③ 依次切开皮肤、脂肪层、筋膜、由腹直肌中线钝性分离腹直肌，显露腹膜：递23#刀切开皮肤、干纱巾拭血，切开腹直肌前鞘，递中弯钳钝性分离腹直肌，显露腹膜。④打开腹腔暴露子宫：递 3 把中弯钳夹住腹膜，10#刀划开小口，组织剪刀扩大剪开，腹壁拉勾牵开腹壁，暴露子宫。⑤探查腹腔：递生理盐水，洗手探查子宫大小、下段扩张情况，胎头方位等。⑥显露子宫下段：递腹壁拉钩置于耻骨联合处，显露膀

胱腹膜反折，递剪刀横行剪开，下推膀胱。⑦切开子宫下段：递 10#刀切开子宫肌壁肌层 2～3cm，术者用手指将子宫切口钝性横向撕开 10～12cm。⑧娩出胎儿：递血管钳刺破羊膜囊，吸引器快速吸尽羊水；术者左手沿切口下缘伸入子宫腔将胎头抬起；胎头娩出后，迅速清除胎儿口、鼻腔中的黏液，双手扶持头部娩出胎儿，递 2 把血管钳夹闭脐带，组织剪剪断（如留有脐带血，递 0.5% 碘伏纱球消毒，再递血袋留脐血）。新生儿交于助产护士处理。⑨娩出胎盘清理子宫腔：递组织钳 4 把，卵圆钳 2 把分别钳夹子宫切口上、下缘及两角，递抽吸缩宫素的注射器，将缩宫素注入子宫体，递方盘接住娩出的胎盘和胎膜，递卵圆钳夹纱布擦拭宫腔 2～3 次。确认无残留的胎盘及胎盘组织。胎盘交助产护士检查其完整性。⑩缝合子宫切口，探查子宫及逐层关腹，压迫宫底：清点器械、纱布、纱巾、缝针，递腹壁拉钩显露子宫切口，递 1# 圆针可吸收缝合线连续全层缝合子宫。探查子宫，双附件有无异常；清点器械、敷料、缝针，递 0# 圆针可吸收缝合线连续缝合腹膜，腹直肌前鞘；清点器械、敷料、缝针，递 75% 乙醇棉球消毒皮肤，3-0 角针可吸收缝合线皮内连续缝合纱布敷料覆盖，包扎伤口。术毕，术者压迫宫底，挤出宫腔内积血块，如宫口未开者，术者将手伸入阴道，以利引流。

16. 答：安置手术卧位的要求有：①手术操作方便，暴露手术术野充分；②不影响呼吸和循环功能；③避免肢体神经和血管受压；④尽量使患者舒适安全。

17. 答：①评估转运床的完好性、安全性，护栏、制动是否处于正常状态，床单、被子干净、整齐。②放下转运床的护栏（向外拉开安全锁，解除安全锁定，向上提起护栏锁定器，此时窗口为红色，慢慢降下护栏）。踩下中心轮转换踏板（为 OFF 时），将转运床横向推至手术床旁，与手术床对接。③踩下转运床的脚轮踏板（红色）锁定脚轮，调节转运床高度与手术床平齐（握住调节高度手柄的锁管，向上拉锁管自动锁定，手握调节手柄顺时针旋转升高，逆时针旋转降低。调节高度后，握住锁管一边外拉并向下按，收纳手柄）。④移动手术患者至转运床上，盖好被子。⑤踩下脚轮踏板（绿色）解除脚轮锁定，将转运床稍微推离手术床，抬高护栏（将在下方的护栏向上慢慢抬起时，当到达最高位置时，锁定器会自动锁定，这时窗口为绿色，将锁定器的安全锁向内推，直到看不见红色标签，此时已完全锁定）。⑥根据情况，使用转运床上的固定带，固定患者。⑦转运患者回病房时，抬起中心轮转换踏板，便于转运床行走的更平稳。

18. 答：①严格核查手术部位与手术标识，若小儿和表达不清楚的患者，应与其家属核查。②疝修补手术患者多为老年患者，术前严格控制输液速度，以免造成膀胱充盈，影响手术。③术中使用的补片，巡回护士复诵型号、厂家、有效期后，正确才能上台使用。④局部麻醉疝修补手术，使用盐酸肾上腺素前，了解患者有无高血压病史。⑤保持切口敷料干燥，若污染及时更换。⑥切口处置小沙袋，压迫 24 小时。⑦注意保暖，预防受凉引起咳嗽；咳嗽时用手按压、保护切口，保持大小便通畅。⑧术后取平卧屈膝，膝下垫枕，使髋关节屈曲，阴囊抬高，减少腹壁张力；卧床休息 3 天后可起床但避免活动，7 天后可适当活动术。

19. 答：①择期手术患者，术前访视时了解患者的病史及相关病情，做好术前宣教，耐心解答疑问，使患者积极配合手术。②急诊手术患者，把关各项术前检查、禁食水情况，快速做好术前准备，保证物品准备充分。③儿童患者需准备特殊的儿科器械及其他手术用物。术前建立通畅的静脉通路，术中注意患儿体温，保护肢体各处不受压，使用负极板时应注意选择合适的型号和粘贴位置。④术中注意无菌操作，取出的阑尾用弯盘接取及时放于指定位置。接触阑尾的器械要单独放置。

20. 答：治疗巾 2 块分别折成长条做成卷状，填塞于颈部两侧空隙处；治疗巾 2 块，长条对折分别铺在颈部两侧，1 块方形治疗巾铺于切口下缘；1/3 横折中单 1 块，洗手护士双手握反折边，短边对向自己递与医生，医生将反折长边铺于患者头上的托盘架上，巡回护士加盖托盘后，医生将中单反折覆盖患者下颌及托盘，4 把巾钳固定；铺大开口，开口正对切口部位，先向上展开，盖住患者头上托盘，再向下展开，盖住手术托盘及床尾；切口至上下托盘各加铺双层中单 1 块，中单齐边朝向切口，器械托盘上加铺双层中单一块，完全展开的治疗巾一块，在治疗巾上铺 S 形治疗巾。

21. 答："T"形管拔管的指征是一般在术后 2 周，患者无腹痛、发热、黄疸消退，血象、血清黄疸指数正常，胆汁引流量减少至 200ml、清亮，胆管造影或胆道镜证实胆管无狭窄、结石、异物、胆道通畅，夹管试验无不适时，可考虑拔管。拔管前引流管应开放 2~3 天，至造影剂完全排除。

22. 答：递 23# 刀片以肘部鹰嘴为中心做 16cm 左右切口，切开皮肤、皮下组织、筋膜，血管钳协助分离，电刀止血。递甲状腺拉勾沿尺骨牵开、骨膜剥离子暴露骨折断端，血管钳清理骨痂。递巾钳临时固定骨折端。递电钻选择两枚钛针自鹰嘴沿尺骨髓腔方向钻入，固定骨折端，距骨折断端 6cm 处，选 1.0 钛缆、穿过横行孔后绕两枚钛针下方交叉固定。用拉紧器拉紧固定钛缆，锁定打结部位，递钢丝剪剪除多余钛缆，钛针尾端折弯后剪除多余部分，再次透视确认固定位置是否牢固。冲洗创面，缝合切口。

23. 答：①术前一日查看手术通知单，了解患者病情，必要时与医生进行沟通，了解手术特殊需求，复习手术的有关解剖、手术步骤、配合要点和特殊准备，做到心中有数。准备次日手术所用的器械包、敷料包。②手术当日提前15～30分钟进入手术间，再次检查手术间物品准备是否齐全、正确，发现遗漏，及时补充。③工作严谨、细致、责任心强，严格落实查对制度和无菌技术操作规程，认真核对无菌器械、敷料包的消毒日期、灭菌效果，消毒指示卡保留至手术结束，以便随时复查。④打开无菌器械、敷料包，准备术中用物。⑤提前20分钟进行外科手消毒，整理器械台，物品定位放置。检查器械零件是否齐全，关节性能是否良好。协助医生铺无菌巾。⑥手术开始前，与巡回护士共同逐项、按顺序清点器械、纱布、纱巾、缝针、脑棉等物品数目及完整性，每遍2次，并详细记录在手术清点记录单上，当关闭体腔或深部组织前、后及缝合皮肤后，分别进行清点、复核，保证与手术前的物品数目相符，严防异物遗留在体腔或组织内。如遇手术切口涉及两个及以上部位或腔隙，关闭每个部位或腔隙时均应增加清点次数。⑦术中严密注意手术的进展及需要，主动、迅速、正确地传递所需要的器械物品，及时收回用过的器械，擦拭血迹，不要堆积于切口周围。新开展或重大手术，参加术前讨论会，以熟悉手术步骤及特殊准备。⑧保持无菌器械台及手术区整洁、干燥。无菌巾一经浸湿，应及时更换或重新加盖无菌巾。⑨负责保管切下的标本，术毕交手术医生妥善处理，防止遗失。⑩术毕与供应室人员进行手术器械的交接工作，双人清点，确认签字。注意保护显微器械等精细器械，避免损坏。如为感染手术，器械、敷料等物品应按有关规定处理。

24. 答：①手术中工作人员皮肤若意外接触到患者血液或体液，应立即用肥皂水和清水冲洗。②患者体液或血液溅入工作人员的眼睛、口腔，应立即用大量的清水或生理盐水冲洗。③若被感染手术的血液、体液污染的利器刺伤后，台上人员须立即除去手套，迅速由近心端向远心端挤出伤口血液，请台下人员协助用无菌盐水冲洗后消毒伤口，必要时下台处理；台下人员应立即由近心端向远心端挤出伤口血液，用肥皂水清洗伤口，并在流动水冲洗伤口后消毒伤口，必要时行外科伤口处理。④被乙肝、丙肝阳性患者血液、体液污染的锐器刺伤后，应在24小时内去保健科抽血查乙肝、丙肝抗体，必要时同时抽患者血对比，同时注射乙肝免疫高价球蛋白，按1个月、3个月、6个月复查。⑤被HIV阳性患者血液、体液污染的锐器刺伤后，应在24小时内去保健科抽血查HIV抗体，必要时同时抽患者血对比，按1个月、3个月、6个月复查，同时口服贺普丁，并通知医务处、院感办登记、上报、进行血源性传播疾病的检查和随访等。⑥被梅毒抗体阳性患者血液、体液污染的锐器刺伤后，应在24小时内去保健科抽血查梅毒抗体，按3个月、6个月复查。（注：目前没有明确的国家标准规定被梅毒抗体阳性患者血液、体液污染的锐器刺伤后的预防性处理方法，可根据复查结果及具体临床症状体征对症处理。）⑦洗手护士应严格管理台上所有利器，小心传递，避免刺伤，已发生过锐器伤的利器必须更换。

25. 答：第一次：用镊子夹持消毒棉球自上而下、由外向内分别消毒阴阜、对侧大腿内侧，近侧大腿内侧，对侧大阴唇，近侧大阴唇，左手分开大阴唇，消毒对侧小阴唇，近侧小阴唇，尿道口至前庭，尿道口至肛门。第二次：用镊子夹持消毒棉球由内向外再次分别消毒尿道口，对侧小阴唇，近侧小阴唇，尿道口。

26. 答：右手示指和中指并拢，沿患者的气管纵向滑行至喉结处，在旁开2～3cm处停顿触摸颈动脉，计数大于5秒小于10秒。

27. 答：术前禁食8～12小时，禁水4～6小时。目的：防止术中或术后呕吐物反流，避免误吸而造成肺部感染或窒息意外。

28. 答：①血管选择应由远心端向近心端，选择弹性好，走向直，清晰可见，便于穿刺的血管置管。由于手术室的特殊性，为保证患者安全，便于静脉给药、抢救、快速补充溶液，应尽量选择较粗血管和较粗型号的静脉留置针。②静脉留置针操作必须严格执行无菌技术操作规程，严格一人一巾一带，止血带用毕浸泡消毒。③贴无菌透明敷料后，应及时粘贴写好穿刺日期及时间的标识，注意要贴于无菌透明敷料边缘处，不可遮挡穿刺点，以免影响对穿刺部位的观察。④进行静脉留置针穿刺的肢体应妥善固定，以免针管脱出。⑤不可在输液侧肢体上端使用血压袖带或止血带。⑥观察患者生命体征，观察穿刺部位情况，有无红肿、渗液，向非全麻患者询问有无疼痛不适，如有异常情况应及时拔除套管并作相应处理，更换肢体另行穿刺。

29. 答：①穿手术衣前，保证双手、前臂和上臂下1/3的无菌状态，当发生疑似污染时，应立即重新进行外科手消毒。②穿无菌手术衣必须在相应手术间进行。③取无菌手术衣时应一次整体拿起，传递腰带时，不能与协助穿衣人员相接触。④穿无菌手术衣时应注意手术衣不可触及非无菌区域，如有质疑应立即更换。⑤有破损的无菌手术衣或可疑污染时，应立即更换。⑥巡回护士协助穿手术衣时不能触及穿衣者刷过手的手臂及手术衣外面。⑦穿无菌手术衣人员必须戴好手套后，方可解开腰间活结或接取腰带，未戴手套的手不能触及手术衣衣领下的任何部分。⑧穿好无菌手术衣后，双手半伸置于胸前，避免触碰周围的人和物。

⑨无菌手术衣的无菌区范围是肩以下、腰以上及两侧腋前线之间。

30. 答：①手套如有破损或污染，应立即更换。②双手始终不能露于衣袖外，所有操作双手均在衣袖内。③向近心端拉衣袖时用力不可过猛，袖口拉到拇指关节处即可。④无接触式戴手套时，将反折边的手套口翻转过来包裹住袖口，不可将腕部暴露。⑤已戴手套的手不能触及手套内面，未戴手套的手不可触及手套外面。⑥感染、骨科等手术时手术人员应戴双层手套，有条件内层为彩色手套。⑦穿无菌手术衣、戴无菌手套后，手术前手臂应保持在胸前，高不过肩，低不过腰，双手不能交叉放于腋下。⑧脱手套时注意清洁手不被手套外侧面污染。

31. 答：①手术室接到停电通知后，应立即做好停电准备，备好应急灯、手电、蜡烛等，如有抢救患者使用电动机器时，需准备替代的方法。②手术过程中，遇到突然停电后，当班人员应立即通知行政总值班和电工组，启动备用电机供电。后勤维修中心保证发电机正常运行，此时由电工组值班人员向电力局调度联系求援。③迅速准备可替代的动力系统，开启应急灯或点燃蜡烛照明。严密观察患者病情并做好记录，积极采取补救措施，维持正常抢救工作，如迅速将人工简易呼吸器与患者呼吸机管道连接，用简易呼吸器维持患者呼吸。④维持手术室秩序，禁止来回穿梭走动，组织人力保证手术区医疗护理安全。加强巡视手术间，安抚清醒患者，同时注意防火、防盗。⑤洗手护士应注意无菌操作，保护切口，避免污染。严格落实手术室查对制度，恢复供电后立即清点用物。⑥配合相关部门查询停电原因，尽快排除故障。关闭仪器设备电源，以免突然来电时损坏仪器设备。恢复供电后，打开仪器设备，并重新调整参数。⑦手术室应备应急灯、手电、蜡烛等应急照明设备，以备应急使用。带有蓄电池功能的电动力设备平时应定期充电，使蓄电池处于饱和状态，以保证在出现突发情况时能够正常运行。⑧手术室护士必须熟悉行政总值班和电工组电话及手术室总电源位置。

32. 答：①每日值班主班人员认真检查各处安全，确保手术后电、气关闭。每名工作人员应知道消防通道及灭火器的准确位置，会正确使用灭火器。定期组织人员培训、演练，做到人员职责分工明确。②当火灾发生时，所有工作人员遵循"患者先撤离、医务人员后撤离"的原则，紧急疏散患者。立即报告医院院务部及总值室。安排人员在保证自身安全的前提下，立即切断电源，关闭氧气总阀门。③火势可控时，应组织当班工作人员集中现有的灭火器材和人员积极扑救。关好临近房屋的门窗，减少火势扩散速度。如火情无法扑救，应立即呼叫求助，同时拨打报警电话："119"汇报火灾地点、楼层及火势大小等。④尽快打湿布类敷料以备使用。必要时应立即打开消防通道，在科主任、护士长（或值班期间最高级别医生）指挥下，按标明疏散路线和消防通道疏散人员。使用消防通道的原则是"避开火源，就近疏散，统一组织，有条不紊"将患者撤离疏散到安全地带。⑤疏散时应保证患者安全，按患者清醒程度、病情轻重分别引导或护送，能行走的局麻患者由医务人员带领从消防通道撤离。不能行走的患者，应就地取材，采取背、抱、担架抬行等方式将患者紧张而有序地疏散、撤离险境。全麻患者备好简易呼吸器等替代救护器材，确保患者安全。⑥撤离时，切勿乘电梯，防止因断电致撤离不成功。叮嘱所有人员用湿布捂住口鼻，尽可能以最低的姿势匍匐快速前进。在保证人员安全撤离的条件下，撤除易燃易爆物品，抢救贵重仪器设备和科室资料。⑦疏散后在确保安全的前提下由专业人员检查手术间及其他辅助房间是否有遗留人员，及时清点、核对撤离人员的数量，防止遗漏、失散。⑧安全撤离后，立即将危重患者安排到安全、有抢救设施的区域进行后续手术、治疗操作。⑨手术室的消防通道必须保持畅通无阻，护士长应每日检查消防通道情况，定期检查病区备用消防器材的性能和供患者使用的轮椅、推车等器材，保持完好的备用状态。

33. 答：①工作人员应明确各层紧急出口的准确位置，熟悉手术室逃生路线图。②发生微震时，医护人员应保持镇静，沉着面对，维持手术区内秩序，安抚清醒患者，防止患者因慌乱而破窗跳出。③发生强烈地震时，科主任、护士长（或值班期间最高级别医生）应立即组织人员按标明疏散路线有序的疏散，需将患者撤离手术室，疏散至广场、空地。疏散时应保证患者安全，按患者清醒程度、病情轻重分别引导或护送，能行走的局麻患者由医务人员带领从消防通道撤离。不能行走的患者，应就地取材，采取背、抱、担架抬行等方式将患者紧张而有序地疏散、撤离险境。全麻患者备好简易呼吸器等替代救护器材，确保患者安全。④情况紧急不能撤离时，叮嘱在场人员及患者寻找有支撑的地方蹲下或坐下，脸朝下，头靠墙，双臂交叉，保护头颈部、闭上眼睛、用鼻子呼吸。等待平稳后，利用地震间隙带领患者快速撤离。⑤撤离时从楼梯或消防通道行走，切勿乘坐电梯，防止因断电致撤离不成功。撤离时切勿拥挤，防止摔倒、踩踏，有序的将患者转移到安全地带，劝阻患者留在安全地带，禁止进入危险区域。⑥疏散后及时清点、核对撤离人员的数量，防止遗漏、失散。如发现遗漏，等待地震平稳后由专业人员进入手术间及其他辅助房间寻找。⑦在时间允许的情况下，关闭电源、水源、气源、热源，尽力保障生命和财产安全。⑧严禁使用蜡烛、打火机，防止引起火灾或易燃品爆炸。⑨安全撤离后，立即将危重患者安排到安全、有抢救设施的区域进行后续手术、治疗操作。如发生人员伤亡，应对重伤员进行紧急救治，并指导轻伤员做一些简单的伤口处理。

34. 答：①接、送患者时如果被困电梯，应保持镇定，可用电梯内的电话紧急报修，按下警铃报警。②安抚好患者，并同时采取求救措施：可采取叫喊、拍门发求救信号，若无人回应，需镇静等待，观察动静，等待营救。③因电梯内的人无法确认电梯所在问题，因此不要强行扒门，以免带来新的险情。④手术室方面发现接、送患者时间过长，护士长或值班护士应马上予以调查是否被困电梯中。⑤当接到报告电梯出现故障后，护士长或值班护士应马上上报有关部门予以解决，并组织营救工作。

35. 答：①取出灭火器。②拔出保险销。③一手握住压把一手握住喷管。④对准火苗根部喷射。

36. 答：①适用于扑救石油产品、油漆、有机溶剂、液体、气体、电气火灾，不适用于轻金属燃烧火灾的扑救。②在距离起火点 5 米左右使用灭火器。③使用前，先把灭火器摇动数次，使瓶内干粉松散。④在灭火过程中，应始终保持直立状态，不得横卧或颠倒使用。

37. 答：①灭火后不留痕迹，适用于扑救贵重仪器设备、档案资料、电气设备、油类火灾，但不可用于扑救钾、钠、镁、铝火灾。②使用时应选择上风方向喷射。③在狭小密闭房间使用后，所有人员须迅速撤离，防止窒息。④使用时，不可直接用手抓住喇叭筒外壁或金属连线管，以防手被冻伤。

（魏　霞　王筱君）

附　录

一、手术室无菌技术操作规范

1. 无菌区内只允许使用无菌物品，若对物品的无菌性有怀疑，应视为污染。

2. 无菌手术衣的无菌区范围为肩以下、腰以上及两侧腋前线之间。

3. 无菌台只有台面高度视为无菌，且应保持台面干燥。

4. 外科手消毒后人员只能碰触无菌物品和无菌区，未进行外科手消毒人员只能碰触非无菌物品和非无菌区。

5. 未进行外科手消毒人员应尽量避免进入无菌区；外科手消毒后人员则应避免依靠非无菌区，且应面向无菌区。

6. 布置无菌区的时间应尽量接近手术开始时间。

7. 打开无菌包或容器时，应注意有效日期、灭菌是否完全，且须注意包布是否潮湿、破损。

8. 台下向台上传递无菌物品时不应跨越无菌区。

9. 穿戴好无菌手术衣、戴好无菌手套后，手臂应保持在胸前，高不过肩、低不过腰，双手不可交叉放于腋下。

10. 手术时，两位手术人员更换位置时，应保持背靠背或面对面旋转的原则。

11. 手术人员术中无菌操作范围：本人胸部至无菌台面或手术床两侧边缘以上。

12. 无菌单覆盖范围：距切口 2～3cm，至少 4 层，患者两侧下垂不少于30cm，距地不少于 20cm。

二、洗手护士职责

1. 术前一日查看手术通知单，了解患者病情，必要时与医生进行沟通，了解手术特殊需求，复习手术的有关解剖、手术步骤、配合要点和特殊准备，做到心中有数。准备次日手术所用的器械包、敷料包。

2. 手术当日提前 15～30 分钟进入手术间，再次检查手术间物品准备是否齐全、正确，发现遗漏及时补充。

3. 工作严谨、细致、责任心强，严格落实查对制度和无菌技术操作规程，认真核对无菌器械、敷料包的消毒日期、灭菌效果，消毒指示卡保留至手术结束，以便随时复查。

4. 打开无菌器械、敷料包，准备术中用物。

5. 提前 20 分钟进行外科手消毒，整理器械台，物品定位放置。检查器械零件是否齐全，关节性能是否良好。协助医生铺无菌巾。

6. 手术开始前，与巡回护士共同逐项、按顺序清点器械、纱布、纱巾、缝针、脑棉等物品数目及完整性，每遍 2 次，并详细记录在手术清点记录单上，当关闭体腔或深部组织前、后及缝合皮肤后，分别进行清点、复核，保护与手术前的物品数目相符，严防异物遗留在体腔或组织内。如遇手术切口涉及两个以上部位或腔隙，关闭每个部位或腔隙时均应增加清点次数。

7. 术中严密注意手术的进展及需要，主动、迅速、正确地传递所需要的器械、物品，及时收回用过的器械并擦拭血迹，不要堆积于切口周围。新开展或重大手术，应参加术前讨论会，以熟悉手术步骤及特殊准备。

8. 保持无菌器械台及手术区整洁、干燥。无菌巾一经浸湿，应及时更换或重新加盖无菌巾。

9. 负责保管切下的标本，术毕交手术医生妥善处理，防止遗失。

10. 术毕与供应室人员进行手术器械的交接工作，双人清点，确认签字。注意保护显微器械等精细器械，避免损坏。如为感染手术，器械、敷料等物品应按有关规定处理。

（清点物品注意事项：点一项、复述一项、登记一项，点数登记本做到专室专用，以便复查；手术中途换人，应重新清点，经共同核对无误后，双方签名。）

三、巡回护士职责

1. 术前一日访视患者，了解患者病情、手术名称、手术部位、术中要求及特殊准备等，并准备手术间物品。

2. 患者入室后，主动安慰患者，减轻其心理负担，戴隔离帽，逐项核对患者姓名、科别、年龄、床号、住院号、影像学资料、手术名称（哪侧）及手术时间。清点病室带来物品，检查术前医嘱是否执行（重点是药物过敏试验、术前用药、禁食、备皮、灌肠等情况）。如有遗漏，应报告医生妥善处理。发现患者携带贵重或特殊物品（戒指、项链、假牙及其他钱物等），应取下交有关人员保管。

3. 根据医嘱进行输液、用药。协助麻醉医生工作。负责摆放手术体位，固定肢体。

4. 正确使用高频电刀，将负极板贴于肌肉丰厚处（如大腿、臀部）。患者的皮肤不能直接接触手术床的金属部分，防止灼伤。

5. 手术开始前，与洗手护士共同逐项、按顺序清点器械、纱布、纱巾、缝针、脑棉等物品数目及完整性，每遍 2 次，并详细记录在手术清点记录单上，当关闭体腔或深部组织前、后及缝合皮肤后，分别进行清点、复核，保护与手术前的物品数目相符，严防异物遗留在体腔或组织内。如遇手术切口涉及两个以上部位或腔隙，关闭每个部位或腔隙时均应增加清点次数。

6. 连接各种仪器电源、吸引器，帮助手术人员穿手术衣，摆踏脚凳，安排手术人员就位，调节灯光，清理污物桶。

7. 坚守岗位、履行职责，严格查对制度，术中执行口头医嘱前要复述一遍，防止用错药。重大手术应提前估计术中可能发生的意外，做好应急准备工作，及时配合抢救。

8. 保持手术间安静、有序，监督手术人员的无菌操作。管理参观人员，嘱其不要随意走动或进入非参观手术间。发现参观人员距无菌手术台、器械台小于 30cm 或影响手术操作时，应立即纠正。

9. 严密观察患者病情变化，保持输液通畅、体位正确、肢体不受压，定时开放止血带，随时调节室内温度等。必要时帮助术者擦汗。

10. 树立爱伤观念，操作时动作要轻。术中要关心爱护患者，注意保暖。非全麻患者，应加强言语沟通，以安抚患者。

11. 负责手术切口包扎。护送患者回病房时，与病房护士交接注意事项。

12. 负责整理手术间，补充所需物品，更换手术床被服。若为特殊感染手术，按有关要求处理。

13. 术中更换巡回护士时，需与接班护士共同清点物品数目、交代病情及医嘱执行情况及病区随带物品等，并在登记本上签名，必要时通知术者。

14. 无器械护士参与手术时，负责手术器械的交接工作。

四、与手术相关知识

1. 消毒：杀灭或清除传播媒介上病原微生物，使其达到无害化的过程。

2. 灭菌：杀灭或清除传播媒介上一切微生物的过程。

3. 无菌物品：物体上或容器内无活菌存在，即经过灭菌未被污染的物品称为无菌物品。

4. 无菌技术：是在执行医疗、护理技术操作过程中，使已灭菌的物品，保持无菌状态不再受到污染，防止任何微生物进入机体的一种方法。

5. 无菌区：经过灭菌处理，而未被污染的区域。

6. 非无菌区：未经灭菌处理或灭菌处理后又被污染的区域。

7. 无菌物品柜、架应距地面≥20～25cm，距天花板≥50cm，距墙壁≥5cm。

8. 常用手术体位：仰卧位、侧卧位、半侧卧位、俯卧位、坐位、膀胱截石位。

9. 手术体位安置原则：舒适安全、固定牢靠、暴露充分、呼吸循环通畅、避免损伤、操作方便。

10. 铺置无菌单时，在距切口四周2～3cm铺置无菌单，无菌单一旦放下，不要再移动，必须移动时，只能由内向外移动。

11. 无菌单被污染或被无菌液倾倒浸湿，应立即以4层以上的无菌单遮盖或更换。

12. 无菌持物钳打开后使用有效期是4小时，高压消毒灭菌布类包布包装的物品，在层流环境下有效期是14天。

13. 手术室的三区划分是洁净区、清洁区、污染区。

14. 洁净手术室温度应在20～25℃；相对湿度为40%～60%；洁净手术室在手术中应保持正压状态，洁净区对非洁净的静压差为10Pa。

15. 刷手时一般范围包括双手、前臂及肘上10cm。

16. 3M指示卡和胶带灭菌合格变为黑色。

17. 等离子消毒后指示卡由橙黄色变为浅黄色。

18. 无菌台应铺置4层以上，台上包布向四周下垂30cm以上。

19. 打开无菌器械包第一层用手打开，第二层用无菌持物钳打开。

20. 术前禁食8～12小时，禁水4～6小时。目的：防止术中或术后呕吐物反流，避免误吸而造成肺部感染或窒息意外。

21. 无菌台铺置的要求：①无菌包必须在灭菌有效期内，按外包装上化学灭菌指示胶带及包内的灭菌指示卡显示符合灭菌要求，方可使用；②操作时操作者距无菌台始终保持一定距离；③敷料包第一层，直接用手按无菌技术要求打开，第二层用无菌持物钳打开；④无菌台应铺置4层以上，台上的夹层包布四周下垂30cm以上；⑤洗手护士整理无菌台上物品应在进行外科手消毒后、穿上无菌手术衣并戴好手套后进行；⑥手臂不可跨越无菌区操作，无菌器具、敷料摆放在无菌台以内，湿纱布、敷料应放于无菌弯盘内；⑦手术开始后，无菌台上一切物品只能用于此台手术。

（熊　岩　王筱君）

五、消防知识

（一）灭火器使用方法

1. 取出灭火器。
2. 拔出保险销。
3. 一手握住压把一手握住喷管。
4. 对准火苗根部喷射。

（二）消防栓使用方法

1. 打开箱门。
2. 展开消防水带。
3. 水袋一头接到消防栓接口上。
4. 另一头接上消防水枪。
5. 打开消防栓上的水阀开关。
6. 对准火源根部进行灭火。

（三）二氧化碳灭火器使用注意事项

1. 灭火后不留痕迹，适用于扑救贵重仪器设备、档案资料、电气设备、油类火灾，但不可用于扑救钾、钠、镁、铝火灾。
2. 使用时应选择上风方向喷射。
3. 在狭小密闭房间使用后，所有人员须迅速撤离，防止窒息。
4. 使用时，不可直接用手抓住喇叭筒外壁或金属连线管，以防手被冻伤。

（四）干粉灭火器使用注意事项

1. 适用于扑救石油产品、油漆、有机溶剂、液体、气体、电气火灾，不适用于轻金属燃烧火灾的扑救
2. 在距离起火点 5 米左右使用灭火器。
3. 使用前，先把灭火器摇动数次，使瓶内干粉松散。
4. 在灭火过程中，应始终保持直立状态，不得横卧或颠倒使用。

（孙　阳　熊　岩）

参考文献

［1］胡琼．手术室护理的专科化发展与展望［J］．中医药管理杂志，2016，（18）：167－169．

［2］刘竹韵，沙晓妍，高玲玲．我国麻醉专科护理发展现状［J］．临床麻醉学志，2017，（04）：402－404．

［3］翟永华．数字化DSA杂交手术室的设计与应用［A］．中华护理学会．中华护理学会第16届全国手术室护理学术交流会议大会资料［C］．中华护理学会，2012：3．

［4］魏革，刘苏君．手术室护理学［M］．第三版．北京：人民军医出版社，2014．

［5］任广芝．女患者导尿术体位摆放的改进［J］，护理学杂志，2009，14（2）：46－47．

［6］李业梅．气囊导尿管插入深度的改进对尿道损伤的影响［J］．临床护理杂志，2008，7（1）：26．

［7］孙育红．手术室护理操作指南［M］．北京：人民军医出版社，2013．

［8］余奎，林国庆，曲哲等．高频电刀使用中的安全与防护［J］．天津：医疗卫生装备，2008．

［9］郭莉．手术室护理实践指南4版［M］．北京：人民卫生出版社，2017．

［10］何丽，李丽霞，徐淑娟．手术室护理规范化管理与教学［M］．北京：人民军医出版社，2014．

［11］杨冬梅，胡小灵．手术室护士规范操作指南［M］．北京：中国医药科技出版社，2016．

［12］杨美玲，李国宏．手术室护士分级培训指南［M］．南京：东南大学出版社，2016．

［13］王筱君．手术室新入职护士成年男性导尿规范化培训实践与效果［J］，护理管理杂志，2016，16（10）：710－711．